À propos des pratiques soignantes…

Qu'est-ce qui se transmet ?

Sous la direction de

Alexandre Lévy, Claudine Combier

Anne-Sophie Delaleu

À propos des pratiques soignantes...

Qu'est-ce qui se transmet ?

Cahiers de l'IPSA n° 25

L'Harmattan

Illustration de couverture :
Centre de santé mentale angevin (CESAME)
49137 Sainte-Gemmes-sur-Loire.

Photographie de Pierre Combier,
p.combier@orange.fr

5-7, rue de l'Ecole-Polytechnique, 75005 Paris

http://www.librairieharmattan.com
diffusion.harmattan@wanadoo.fr
harmattan1@wanadoo.fr

ISBN : 978-2-296-96493-8
EAN : 9782296964938

Remerciements

Nous adressons tous nos remerciements au Centre de santé mentale angevin (CESAME), et particulièrement à/au :

- Gilles SALAÜN, directeur général,
- Karine GILLETTE, directrice des ressources humaines,
- Hélène FAUSSER, directrice des affaires générales,
- Brigitte AUBIN et le service de la formation permanente,
- Pierre LACOSTE, directeur des services économiques et techniques, plans et travaux,
- Personnel adjoint,
- l'ensemble des psychologues du Collège,

– ainsi qu'à Sylvie HUMEAU, secrétariat éditorial, Pôle recherche, UCO.

Sommaire

Avant-propos

Ce numéro 25 des *Cahiers de l'IPSA* rassemble les interventions qui ont eu lieu lors de la 8e biennale du Collège des psychologues du Centre de santé mentale angevin (CESAME), journée qui s'est tenue le 18 mars 2011, en collaboration avec le département de Psychologie de l'Université d'Angers et l'Institut de psychologie et sociologie appliquées (IPSA) de l'Université Catholique de l'Ouest (UCO). Cette journée d'étude, intitulée « À propos des pratiques soignantes... Qu'est-ce qui se transmet ? », poursuit d'une certaine manière le fil de la journée d'étude précédente, tenue en 2009 et ayant pour titre « Désir de soigner ? Application au champ de la santé mentale ».

Deux conférences viennent délimiter ces actes : la première (« La fonction de la drogue » de Jean-Marc Josson) nous plonge d'emblée dans les questions vives de la clinique autour de la toxicomanie et des addictions, interrogeant l'enseignement que cette clinique propose. La seconde (« D'une pratique à l'autre : la Parole qui soigne... » de Nicolas Bioret) conclut la journée par une mise en exergue autant qu'une déclinaison de la parole – la parole comme trace, comme souffle, comme adresse, comme témoignage articulant pratique clinique et dimension théologique –, la parole comme enjeu de transmission.

Entre ces deux scansions, quatre axes de réflexions ont été élaborés et développés dans les différentes tables rondes, constituant ainsi quatre parties dans cet ouvrage.

La première partie, « Faut-il évaluer pour transmettre ? », nous permet d'envisager la notion d'évaluation autrement que dans une perspective réductionniste et quantitative, mais plutôt en l'inscrivant comme modalité de la rencontre clinique et de son témoignage, au travers des expériences et des pratiques diverses ici présentées.

La deuxième partie, « Transmission, invention, création : la fabrique d'une clinique », nous fait saisir la dimension essentielle de ce qui apparaît comme toujours à fabriquer – certains diront « bricoler » – dans la rencontre clinique, en étroite relation avec la temporalité de l'après-coup, comme condition non seulement d'une transmission possible, mais surtout d'une perspective d'enseignement pour les cliniciens eux-mêmes.

La troisième partie, « Le travail en équipe : chacun sa langue et tous ensemble ! », laisse entrevoir que le travail clinique se rapproche également de l'art de la conjugaison, ainsi que celui de la traduction dont il s'agit de consentir à la perte nécessaire que cette activité occasionne, sans quoi les impasses, nombreuses et diverses, sont assurées, voire consolidées, tant pour les dits « patients » que pour les dits « soignants ».

Enfin, la quatrième partie, « Transfert, aliénations, et après ? », nous permet d'esquisser des pistes de réflexions autour des visées de la transmission, notamment lorsque dans la pratique clinique, la difficulté ou l'épuisement s'installe, ou lorsque le désir s'étiole, mais également lorsque la répétition peut devenir un point d'appui essentiel dans l'accompagnement des patients.

Ouverture

Anne-Sophie DELALEU*

Cette journée d'étude est l'occasion d'échanges riches autour des pratiques de la psychologie ; l'occasion pour chaque clinicien de parler de sa pratique, de venir la confronter à celle d'autres.

Nous sommes nombreux aujourd'hui, pour vivre ensemble cette nouvelle journée.

Psychologues, infirmiers, éducateurs, médecins, intéressés pour soutenir la dimension de la parole dans vos institutions, vous venez de la région et bien au-delà… Quelques participants viennent aujourd'hui en effet de très loin, des Pyrénées Orientales, de Caen…

Si l'on veut faire une rétrospective des dernières journées, la 6e journée d'étude, en 2007, nous a rassemblés autour du thème de l'écriture, attachée à l'expérience clinique.

Puis, celle de 2009 est venue interroger ce qui fonde pour nous le désir de soigner…

Aujourd'hui, à travers le thème de la transmission, nous nous intéressons plutôt à ce qui se dit, s'entend, ou reste en impasse dans nos rencontres entre praticiens, mais aussi de l'usager au praticien…

Qu'est-ce que « transmettre » ?

---

* Représentante du Collège des Psychologues du CESAME.

C'est « faire connaître », « faire passer », d'une personne à une autre, d'un lieu à un autre…

À des fins de pratiques thérapeutiques, dans le champ de la clinique, ou bien encore celui de la pédagogie, quelles transmissions opèrent sur nos lieux d'exercice ?

Voilà ce que nous nous proposons d'interroger tout au long de cette journée.

Laissons-nous enseigner, que tous nous puissions participer au débat…

CONFÉRENCE INTRODUCTIVE

La fonction de la drogue

Jean-Marc JOSSON

Abord de la toxicomanie

Comment pouvons-nous aborder cette clinique ?

Pour répondre à cette question, je prends appui sur mon expérience de travail à Enaden.

Le Centre médical Enaden est une institution spécialisée pour les problèmes liés à la consommation de drogues, d'alcool et de médicaments. Il a été créé en 1982 par un jeune psychiatre, le Docteur Marc Henri De Vos, en réponse à l'exclusion dont les toxicomanes étaient souvent l'objet dans bon nombre de services de psychiatrie. Enaden est actuellement composé de quatre unités : le Centre de Consultation, deux unités résidentielles, l'Hébergement de Crise et l'Hébergement de Séjour court, et le Centre de Jour.

Les difficultés, et ce qui nous apparaissait comme des impasses, auxquelles nous sommes confrontés dans ces lieux d'accueil – autrement dit, le réel de la clinique – rendent cette question incontournable.

Comment pouvons-nous comprendre les « rechutes » et les overdoses pendant ou après la prise en charge ? Comment pouvons-nous rendre compte de l'agressivité entre les patients ou vis-à-vis des intervenants, voire des passages à l'acte ? Comment pouvons-nous expliquer les brusques interruptions du traitement et les départs précipités de l'institution ?

Une orientation précise peut être dégagée de l'élaboration de ces difficultés dans les réunions cliniques[1] et dans le cadre du Champ freudien, spécialement au TyA[2].

Un abord de la toxicomanie à partir de la fonction qu'elle a pour le sujet permet de cerner le réel en jeu dans chaque cas et de prendre la mesure de l'incidence de ce réel dans la vie quotidienne du sujet, de manière à inventer les modalités d'accompagnement qui lui conviennent.

Un abord freudien

Cet abord de la toxicomanie est freudien. Dans *Le malaise dans la civilisation*, Freud définit clairement la drogue à partir de sa fonction : « La vie, écrit-il, ce fardeau qui nous est imposé, est trop lourde pour nous, elle nous apporte trop de souffrances, de déceptions, de problèmes insolubles. Pour la supporter, nous ne saurions nous passer de sédatifs. […] de tels remèdes, il existe peut-être trois sortes : de forts divertissements, qui nous amènent à faire fi de notre détresse, des satisfactions de remplacement qui l'atténuent, des stupéfiants qui nous y rendent insensibles »[3].

Cette thèse est une thèse forte. En quelques mots, dont la densité est enfin rendue par la traduction de Bernard Lortholary, Freud brosse d'une part la réalité de la condition humaine, et d'autre part la nécessité d'un remède pour la traiter.

Le souci de se tenir au plus près de cette dimension traverse tout l'enseignement de Lacan.

---

1 Y compris dans lesdites « supervisions ».

2 Le TyA (*Toxicomania y Alcoholismo*) est un réseau du Champ freudien créé par Judith Miller et Pierre Malengreau en 2001, dont l'objet est l'étude de la toxicomanie et de l'alcoolisme à partir de cas présentés et discutés dans des conversations cliniques.

3 Sigmund Freud, *Le malaise dans la civilisation* (1930), Paris : Éditions Points, 2010, p. 61.

Ainsi, dans un passage de *L'éthique de la psychanalyse* intitulé « La rêverie bourgeoise », elle est articulée à la question de la fin de l'analyse, et, en particulier, à la question de la fin de l'analyse « didactique » : « Je pose la question – la terminaison de l'analyse, la véritable, j'entends celle qui prépare à devenir analyste, ne doit-elle pas à son terme affronter celui qui la subit à la réalité de la condition humaine ? C'est proprement ceci que Freud, parlant de l'angoisse, a désigné comme le fond où se produit son signal, à savoir l'*Hilflosigkeit*, la détresse, où l'homme dans ce rapport à lui-même qui est sa propre mort [...], n'a à attendre d'aide de personne »[4].

Cette orientation à partir du réel est radicalisée dans le dernier enseignement de Lacan, quand il pose la thèse qu'il n'y a pas de rapport sexuel. Au contraire de l'animal, chez qui l'instinct dicte son comportement, le parlêtre, parce qu'il est parasité par le langage et la parole, ne dispose d'aucun programme génétique pour guider la conduite qu'il a à adopter dans ses rapports avec les autres.

En conséquence, parce qu'elle est structurelle, cette absence rend définitivement caduque toute idée de guérison : « il appartient à l'essence de l'homme d'être malade, il y a une faille essentielle qui empêche l'homme d'être bien portant, il ne l'est jamais »[5]. C'est ce dont fait part Philippe Forest dans un entretien accordé à la revue *Quarto* : « Le “vouloir guérir” témoigne seulement – et pauvrement – d'un déni de l'irrémédiable »[6]. L'irrémédiable, il sait ce que c'est. C'est ce qui prend dans son cas la forme du deuil impossible de sa petite fille, morte d'un cancer. Il en rend compte dans un essai remarquable, *Tous les enfants sauf un*[7].

L'inexistence du rapport sexuel conduit Lacan à reconsidérer le symptôme, non à partir de sa dimension sémantique, mais à

---

4 Jacques Lacan, *Le Séminaire, Livre VII, L'éthique de la psychanalyse* (1959-1960), Paris : Éditions du Seuil, 1986, p. 351.

5 Jacques-Alain Miller, « Choses de finesse en psychanalyse », L'Orientation lacanienne 2008-2009, Cours du 19 novembre 2008, www.causefreudienne.org.

6 Philippe Forest, « Entretien avec Philippe Forest », *Quarto*, n° 97, avril 2010, p. 57.

7 Philippe Forest, *Tous les enfants sauf un*, Paris : Éditions Gallimard, 2007.

partir de sa valeur pragmatique, c'est-à-dire de son usage. Dans le cadre d'une clinique borroméenne, le symptôme est « ce qui tient ensemble »[8]. Il donne au nœud sa consistance. À ce titre, le symptôme est nécessaire.

C'est dans le fil de cette conceptualisation que je situe la définition selon laquelle la drogue est ce qui permet au sujet d'être insensible à sa détresse.

Ajoutons que des trois remèdes, la drogue est présentée par Freud comme le plus efficace : « les méthodes les plus intéressantes pour éviter la souffrance sont celles qui cherchent à influer sur notre propre organisme. [...] La méthode la plus brutale, mais aussi la plus efficace, pour obtenir une telle influence, c'est la méthode chimique, l'intoxication »[9].

Cette définition nous invite à préciser la nature de la détresse dans chaque cas.

La position du sujet

Pour ce faire – c'est un préalable incontournable –, chaque cas doit être construit. À partir de la clinique du sujet, c'est-à-dire de ce qu'il dit, mais aussi de ce qu'il fait, à partir d'un examen de sa constellation familiale, de son histoire, de ses rapports aux autres et à son corps, de son lieu de vie et ses revenus, nous visons à cerner la position du sujet, soit sa position par rapport aux autres, à son corps, à la vie elle-même.

C'est ce que nous avons essayé de faire dans le cas de Mademoiselle *L*[10].

Mademoiselle *L* a une vingtaine d'années.

Elle a séjourné deux fois à l'Hébergement de Crise d'Enaden. Dans l'intervalle, elle a été prise en charge à

---

8 Jacques Lacan, *Le Séminaire, Livre XXIII, Le sinthome* (1975-1976), Paris : Éditions du Seuil, 2005, p. 65.
9 Sigmund Freud, *op. cit.*, p. 66.
10 Dont le cas était présenté par Kathleen Delid dans le cadre d'une « supervision » avec Alfredo Zenoni.

l'Hébergement de Séjour court d'Enaden et dans un hôpital psychiatrique, mais elle a fini à la rue.

Elle consomme de la cocaïne, de l'héroïne, cinquante milligrammes de méthadone par jour, quarante canettes de bière par jour et des benzodiazépines.

Le parcours de Mademoiselle *L* est tragique.

À deux ans, elle est placée par le juge de la jeunesse parce que sa mère, « dépressive », a des difficultés à élever ses enfants. Elle est trimballée d'institutions en familles d'accueil, où elle est malmenée moralement et abusée physiquement.

À seize ans, elle demande son émancipation au juge de la jeunesse et elle prend un appartement. Mais elle est perdue et elle commence à consommer « à mort ». Certains jours, elle ne bouge que pour aller aux toilettes.

À vingt ans, elle est hospitalisée en psychiatrie, dans le cadre d'une mesure de mise en observation, parce qu'elle déambule sur le bord de la route.

À vingt-deux ans, elle tombe enceinte. Le père de l'enfant est héroïnomane ; Mademoiselle *L* le quitte, non pas parce qu'il consomme de la drogue, mais parce qu'il ne supporte pas qu'elle boive de la vodka alors qu'elle est enceinte. L'enfant doit être sevré à la naissance, et, au vu de la situation, ils sont transférés dans l'unité mère-enfant d'un hôpital psychiatrique. Mademoiselle *L* continue à consommer « à fond », et dit à ce propos-là : « J'ai dû faire des conneries pour qu'ils comprennent que je ne savais pas m'en occuper ». L'enfant est placé par le Service d'Aide à la Jeunesse.

Elle vit quelques temps avec un homme qu'elle a rencontré pendant son hospitalisation : « C'était une vie d'amour, de consommation et de vols ». Cet homme meurt, et Mademoiselle *L* est prise en charge par le père de celui-ci, qui voudrait rattraper ce qu'il n'a pas fait pour son fils.

Comment, à partir de ces quelques éléments cliniques et malgré le peu d'informations dont nous disposons, construire le cas et en dégager la logique ?

Ce qui frappe, c'est l'égarement de Mademoiselle *L*.

À seize ans, quand elle demande son émancipation et prend un appartement, quand elle quitte le circuit des institutions et devient « autonome », elle est perdue.

Son égarement apparaît au travers de son inertie, quand elle reste au lit jour et nuit ; de son errance, quand elle déambule sur le bord de la route.

Il est manifeste au niveau de son rapport avec son enfant : quand elle est enceinte, et, encore plus dramatiquement, quand elle doit s'occuper de son enfant et qu'elle ne sait pas comment s'y prendre. Bien que recouverte par sa consommation, sa détresse, dans le sens de l'*Hilflosigkeit* freudien, est ici évidente, presque palpable.

Son égarement est enfin perceptible au niveau de son rapport avec l'homme qu'elle rencontre à l'hôpital, relation dont la nature superficielle – « Une vie de strass et de paillettes », dit-elle – est notable.

Quelle est la cause de cet égarement ?

La conceptualisation de la clinique à partir de l'objet *a* constitue ici un point d'appui solide.

Dès 1979, Jacques-Alain Miller propose une lecture de la clinique à partir du concept d'objet *a* inventé par Lacan. Dans « Supplément topologique à la 'Question préliminaire' », il relit le cas du Président Schreber non seulement à partir de la dimension du signifiant – le Nom-du-Père et sa forclusion –, mais surtout à partir de la dimension de la jouissance. De ce point de vue, Schreber peut être considéré comme l'objet de la jouissance de Dieu : au gré d'une « pulsation de la jouissance »[11], Schreber est tantôt envahi, pénétré, tantôt abandonné, laissé tomber par Dieu.

La structure de cette conceptualisation est ramassée par Alfredo Zenoni dans un schéma[12].

11 Jacques-Alain Miller, « Supplément topologique à la 'Question préliminaire' », *Lettres de l'École*, 27, avril 1979, p. 133.
12 Présenté dans le cadre des « supervisions » à Enaden.

	Réel	Semblants
N	**S barré**	**a**
P	**a**	**(...)**

Soit la castration, un des effets du Nom-du-Père, opère une séparation entre le sujet et la jouissance. Le sujet est divisé, il manque à être ; la jouissance, transférée dans le champ de l'Autre, perdue, cause le désir et l'amour.

Soit la forclusion du Nom-du-Père implique une non-séparation entre le sujet et la jouissance. Le sujet n'est pas séparé de son être de jouissance, qui, de trop, lui pèse. Le champ de l'Autre, le monde des semblants, n'est pas habité par la jouissance perdue et n'est, dès lors, pas investi par le sujet. La dimension même du désir est touchée : le sujet n'a pas de perspective, son existence est vide. Dans cette conjoncture, le sujet est l'objet de la jouissance de l'Autre, de sa malveillance, de sa méchanceté, ou de son amour harcelant.

Cette conceptualisation permet, d'une part, de mettre en évidence le statut de Mademoiselle *L* dans son rapport à l'Autre. Elle est l'objet d'un laisser tomber par sa mère, qui va marquer toutes ses relations, et l'objet d'abus dans les institutions et les familles d'accueil.

Cette lecture permet, d'autre part, de saisir la logique des conséquences de son statut dans le réel au niveau de sa vie de tous les jours. Son inertie, son errance, ses rapports aux hommes sans profondeur et sans relief, le non-investissement de son enfant, tant pendant la période où elle est enceinte qu'après sa naissance, chacun de ces phénomènes relève de l'absence chez elle de tout désir. Tout indique que cet enfant est de trop pour elle, et on peut se demander si être de trop n'est pas ce qui caractérise fondamentalement sa position à elle dans le monde.

Les fonctions de la toxicomanie

La clinique nous enseigne que la toxicomanie peut avoir différentes fonctions pour le sujet.

Comme signifiant, elle peut lui donner une identité, ou le tenir à distance d'une autre : « Je suis toxicomane, pas fou ». Elle peut être une explication pour le sujet à des phénomènes de langage ou de corps qui l'envahissent.

Au niveau de la consommation proprement dite, la drogue peut permettre d'oublier, de ne plus penser, de diminuer la pression, ou encore d'être normal.

La conceptualisation de la clinique à partir de l'objet *a* permet cependant de réduire cette apparente diversité à deux usages précis.

• Un usage pour rompre

Ce premier usage est une tentative d'introduire une séparation entre le sujet et son statut d'objet dans le réel. Pour le dire avec le verbe utilisé par Lacan dans la définition qu'il donne de la drogue, c'est une tentative de « rompre »[13].

L'anesthésie en est le moyen, également réel. À ce titre, la consommation est ici une forme de passage à l'acte.

Dans le cas de Mademoiselle *L*, ses prises massives de drogues et d'alcool sont une tentative de la libérer du poids de son être. Ceci dit, dans le même mouvement, elles provoquent sa chute, elles réalisent son être de déchet, ce qu'elle évoque quand elle parle de consommations « à mort ».

• Un usage pour lier

Ce deuxième usage est une tentative de pallier l'absence de la dimension du désir : c'est un ersatz de « sentiment de vie »[14].

---

13 Jacques Lacan, « Intervention de clôture aux Journées de l'EFP », *Lettres de l'École freudienne de Paris*, 18, 1975.

14 Jacques Lacan, « D'une question préliminaire à tout traitement possible de la psychose », *Écrits*, Paris : Éditions du Seuil, 1966.

C'est peut-être ce que certaines de ses consommations permettent à Mademoiselle *L* : elles lui donneraient un peu d'élan, d'entrain.

Conséquences pratiques

L'abord de la toxicomanie à partir de la fonction qu'elle a pour le sujet n'est pas sans conséquences au niveau de la pratique.

Il nous invite à repenser la cause du recours à l'institution, les fonctions de l'institution et l'objet du traitement.

La cause du recours à l'institution

La consommation de drogue en tant que telle constitue rarement la cause du recours du sujet à une institution de soins.

Pourquoi voudrait-il, en effet, se priver d'un remède efficace et auquel il a pris goût[15] ?

Plusieurs situations peuvent être à l'origine de la démarche du sujet.

Une des plus courantes est celle où la consommation de drogue a changé de statut.

Elle est devenue un ravage, elle met en péril le lien social ou la vie elle-même, et elle doit dès lors être considérée comme une forme de passage à l'acte.

C'est ce qui caractérise la consommation de Mademoiselle *L* les deux fois où elle pose sa candidature à l'Hébergement de Crise d'Enaden : elle consomme énormément – je l'ai dit, chaque jour de la cocaïne, de l'héroïne, de la méthadone, vingt litres de bière, des benzodiazépines par plaquettes –, et ces consommations la font choir hors de la scène du monde.

La lecture de la situation à partir de la question du statut de la consommation et de sa transformation est éclairante.

D'une part, elle permet de rendre compte du temps qui peut séparer le début de la consommation et une première démarche,

15 Pierre Malengreau, « Clinique du toxicomane », *Épistoles*, 1, 2010, p. 83.

et donc du moment où la consommation est devenue problématique pour le sujet.

D'autre part, cette lecture interroge le motif du changement de statut de la consommation.

Dans certains cas, il est lié à la perte d'un point d'appui du sujet.

Si – comme nous le verrons plus loin –, être en institution n'empêche pas complètement Mademoiselle *L* de consommer de la drogue, ne plus être en institution la précipite dans une consommation sans borne.

Les fonctions de l'institution

La fonction d'une institution spécialisée ne peut dès lors être simplement définie ni à partir de la demande du sujet d'arrêter sa consommation, ni à partir des idéaux hygiénistes qui ont envahi notre époque : elle ne peut pas être réduite au sevrage.

La première fonction d'une institution dite spécialisée est d'éviter le passage à l'acte.

De ce point de vue, rien ne la distingue de la fonction première de toute institution du champ de la psychiatrie et de la santé mentale, ou de ce que peut permettre la rencontre avec un psychanalyste : éviter le clash.

Quand la consommation de drogue est devenue un ravage, le traitement ne vise pas tant la prise de toxique elle-même que la pulsion de mort qui y est à l'œuvre.

Modérer la pulsion de mort n'est pas une mince affaire.

Le changement de contexte, l'éloignement géographique par rapport au lieu de vie problématique pour le sujet, tantôt la famille, tantôt la rue, peut produire un certain apaisement.

L'institution elle-même, son cadre, les mesures de contention – qu'à Enaden nous avons été contraints de mettre en place – (porte d'entrée fermée à clé, visites et sorties limitées, « prise d'urine »...) peuvent avoir le même effet. Mais cela ne suffit pas.

L'objet du traitement

L'abord de la toxicomanie à partir de la fonction qu'elle a pour le sujet produit un déplacement du problème.

C'est là tout son intérêt.

Le problème à prendre en compte n'est pas tant la toxicomanie que ce qu'elle tente de traiter.

Il est donc essentiel que l'institution offre la possibilité au sujet de produire une alternative au traitement qui le ravage.

Deux conditions sont requises pour rendre cela possible.

D'une part, l'institution doit comporter un espace dans lequel cette alternative peut prendre place.

Sa structure doit être celle du vase, décrite par Lao-Tseu : « On façonne l'argile pour faire des vases, / mais c'est du vide interne / que dépend son usage »[16].

D'autre part, l'intervenant doit éviter d'adopter une position dans le transfert qui mettrait des bâtons dans les roues du sujet.

Il veille à ne pas incarner une figure de l'Autre à laquelle le sujet ne peut pas faire face, à ne pas être intrusif, à ne pas susciter un sentiment de laisser tomber.

Quelques jours après son entrée à l'Hébergement de Crise d'Enaden, Mademoiselle *L* est comme un poisson dans l'eau.

Sa position est celle d'une femme aimée de tous.

Elle est au centre des relations tant avec les autres résidents qu'avec les intervenants.

Ainsi, par exemple, le responsable de l'Hébergement de Séjour court d'Enaden, où elle a posé sa candidature, l'attend ; il la fera passer avant tout le monde.

Sa prise en charge, la place qui lui est faite, produit une modification de la nature de son rapport à l'Autre.

Elle passe d'une position de déchet de l'Autre à une position où l'Autre l'aime.

16 Lao-Tseu, *Tao-tö king*, XI, Paris : Éditions Gallimard, Bibliothèque de la Pléiade, 1967, p. 13.

Une satisfaction érotomaniaque vient recouvrir la jouissance mortifère dont elle est l'objet. Du coup, elle passerait bien sa vie en institution.

Elle pose sa candidature dans différentes institutions qui deviennent sa perspective.

Au niveau du transfert, nous nous soumettons à sa position.

Dans les conversations avec elle, nous nous laissons enseigner.

Lors de sa deuxième entrée, nous acceptons qu'elle postpose le paiement de sa quote-part : elle a dépensé tout son argent dans la consommation ... et dans les fleurs qu'elle nous offre pour nous remercier.

Au quotidien, nous l'attendons pour commencer la réunion d'organisation des tâches ménagères le matin, pour partir en activité l'après-midi...

Jusqu'à un certain point, nous nous laissons faire car nous ne perdons jamais de vue ce que son érotomanie traite.

Parce qu'elle y a trouvé un autre lien aux autres, l'Hébergement de Crise d'Enaden devient un point d'appui pour Mademoiselle *L* ; elle y revient quelques mois plus tard.

Ceci dit, ne rêvons pas !

Le traitement du poids de son être par l'érotomanie est corrélatif de la prise en charge de Mademoiselle *L* en institution.

En dehors de celle-ci, elle sombre.

Cet auto-traitement n'empêche pas Mademoiselle *L* de consommer : de la cocaïne pendant tout son premier séjour – sans doute pas grand-chose, nous n'avons en tout cas rien remarqué ; de l'héroïne, amenée par son petit ami, à un moment donné de son deuxième séjour.

Ces consommations, pourtant interdites, sont fréquentes en institution ; elles réclament, me semble-t-il, une certaine tolérance de la part des intervenants.

Enfin, la question d'une alternative à l'institution, d'une alternative qui fasse le poids reste entière.

L'éthique de la psychanalyse nous impose cependant de ne pas reculer face à la situation de Mademoiselle *L*, de continuer à accueillir ce qui ne s'arrange pas.

PREMIÈRE PARTIE

FAUT-IL ÉVALUER POUR TRANSMETTRE ?

Médiation groupale et transmission des pratiques à l'université

Claudine COMBIER*

L'université a été ces derniers temps, à plusieurs reprises, à la une de l'actualité car son paysage organisationnel est en train de se transformer du fait notamment de la réforme concernant son autonomisation avec la LRU (Loi Relative aux libertés et responsabilités des Universités), sans compter l'application du « Plan réussir en licence », le tout s'inscrivant dans le cadre du système LMD / ECTS (Licence Master Doctorat European/Credits Transfer System). La politique actuelle veut insister sur le fait que l'université est désormais investie de nouvelles missions d'orientation et d'insertion professionnelle et qu'elle doit dans cette perspective revoir outre ses dispositifs et ses objectifs, ses priorités. Pour cela, il lui est par exemple demandé de développer et d'approfondir de façon plus pertinente ses liens et partenariats avec le terrain et de réviser ses méthodes d'évaluation et son organisation pédagogique. C'est donc sa compétence, sa gestion, son efficacité en terme d'insertion dans le monde du travail et sa capacité à transmettre un savoir non seulement théorique, mais également pratique, qui ont été dernièrement mises en cause, créant un malaise général et beaucoup de questionnements.

Pourtant bien que très critiquée, et en état de crise, l'université reste « objet de désir » pour nombre d'étudiants et,

---

* Université d'Angers.

selon les dernières statistiques, lors de la procédure d'admission post-bac, elle est en progression au niveau des vœux émis. Notamment dans la filière psychologie, le nombre d'étudiants est toujours aussi important, même si tous au final ne deviendront pas psychologues. Aussi, en qualité de psychologue clinicienne, enseignant-chercheur à l'université, il m'est apparu dans ces circonstances comme une évidence, que le thème de mon intervention aujourd'hui ne pouvait faire autrement que traiter la question de la transmission des pratiques cliniques à l'université.

En psychologie, la professionnalisation passe effectivement par le cursus universitaire et vient interroger notamment ce qui se transmet du côté des pratiques et comment cela se transmet ? Si la connaissance psychologique n'appartient pas aux seuls psychologues, la formation praticienne par le biais du master professionnel, elle, est un passage obligé pour celui ou celle qui souhaite exercer en qualité de psychologue. Dans ce contexte, on trouve en première place, le stage obligatoire et l'articulation qu'il implique dans les liens entre les enseignants et les professionnels assurant la fonction essentielle de maître de stage. D'évidence, il s'agit là d'un dispositif-clé permettant dans l'aller et retour entre l'université et le terrain, l'instauration d'un espace de jeu mettant en bascule implication et distanciation, expérience de la rencontre et recul, pour dégager des effets d'écart, sources de remaniements internes. Mais, si le savoir clinique suppose d'en passer par l'expérience, la sienne et celle de l'autre, il suppose également, au-delà de l'acquisition d'un « savoir-faire » et d'un « savoir dire », l'affirmation d'un « savoir être » témoignant d'un véritable mouvement d'intériorisation et d'une mobilisation identitaire. De ce point de vue, c'est la position intime et subjective du sujet qui est convoquée, avec un « devenir psychologue » qui impose une interrogation sur ce qui motive vers ce choix professionnel et sur ce que cela convoque du côté de sa propre souffrance psychique. Ce travail sur soi nécessite la mise en route d'un processus d'élaboration qui va se déployer selon une temporalité pour chacun singulière.

La formation professionnelle réclame donc nécessairement un temps de crise, car elle suppose déconstruction, désidéalisation, et remise en cause des représentations, pour aller secondairement vers la reconstruction et la transformation subjective. Pour ce faire, il importe qu'il soit proposé des espaces de pensée et de parole qui accompagnent de façon vivifiante ce mouvement et soutiennent l'appropriation des modèles théoriques et pratiques mis à disposition. Pour être efficient, le travail de transmission ne doit pas laisser le sujet dans une position de réception passive face à un savoir dont il ne deviendrait jamais propriétaire, résigné au mimétisme et au vécu d'extériorité. La transmission doit pouvoir s'organiser sur un principe qui ne soit pas de l'ordre de la transfusion, ou du « copié-collé » au risque de figer l'effort pour « faire sien ». De ce point de vue, le « photolangage » ou encore « le jeu de rôles », ou d'autres outils de médiation groupale peuvent se révéler des outils pédagogiques favorisant le mouvement singulier d'affirmation professionnelle, ceci, grâce à l'instauration d'un espace transitionnel qui rend possible le travail psychique, la reprise transformatrice, autrement dit l'expérience du « trouvé-créé », tel que le définit Winnicott.

Je citerai en exemple, un extrait de séance de « photolangage » qui est une méthode destinée à faciliter la communication et le travail en groupe. Il s'agit d'un dispositif d'échange qui s'appuie sur des photographies que l'on trouve rassemblées au sein de dossiers thématiques. Les photos, environ une cinquantaine, sont disposées sur une table en dehors d'un cercle de chaises où chacun prend place. L'animateur pose alors une question à laquelle les participants sont invités à répondre en choisissant une des photos proposées. Pour ce faire, dans un premier temps, chacun circule silencieusement et librement autour de la table où se trouvent les photographies, ceci, pour les regarder une à une, avant d'effectuer mentalement son choix et de retourner s'asseoir. Quand chacun a regagné sa place, il est temps d'aller chercher la photo choisie. De retour dans le groupe, à tour de rôle, les participants présentent leur photo et témoignent de leur vision personnelle, ce à quoi, les autres réagissent en fonction de leur propre regard et émotions. Ainsi naît une chaîne associative groupale et une circulation d'affect qui prend appui sur l'objet photo et vient organiser un espace commun d'échange où la parole se distribue et se partage, dans des effets de ressemblance et de dissemblance. À noter que l'animateur s'engage lui aussi dans le choix d'une photographie tout en assurant la fonction de garant du cadre.

Alain Baptiste et Claire Belisle, psychopédagogues lyonnais, ont mis au point cette méthode dans les années 1985 et elle est désormais couramment utilisée dans le champ de la formation. Pour ma part, j'utilise cet outil à l'université avec les étudiants de master professionnel de psychologie, que ce soit en clinique-sociale ou en gérontologie.

À l'occasion d'une de ces séances, où j'avais posé comme question aux étudiants se destinant à devenir psychogérontologue : « Vieillir qu'est-ce que cela représente pour vous ? Dites-le avec une photo », plusieurs photographies sont tour à tour présentées, avant qu'**Adeline** exprime les propos suivants en montrant la sienne : « *Moi, j'ai choisi cette photo avec les mains ridées d'un homme qui tient sa canne, parce que pour moi vieillir, c'est perdre en autonomie, avoir besoin de l'appui de l'autre, de la canne. C'est aussi le corps qui vieillit, avec les rides, voilà, c'est tout... et puis aussi, j'aime bien les mains, celles-ci en plus elles ont l'air généreuses* ». Ceci étant dit, après une pause, elle ajoute de nouveau : « *Certains d'ailleurs y lisent l'avenir dans les mains* ».

Un autre étudiant, **Jérémy**, prend alors la parole :

C'est marrant, moi j'ai pensé tout de suite à des mains de femme plutôt. Je n'avais pas remarqué que les doigts étaient aussi gros. C'est vrai, en y regardant de plus près, c'est sûrement les mains d'un homme en fait ! Mais moi d'emblée, ça m'a fait penser à des mains de femme et plus exactement à une résidente que je vois en stage qui justement, elle, ne veut surtout pas utiliser de canne alors qu'elle est déjà tombée plusieurs fois, ce qui cause débat au niveau de l'équipe. Elle est toujours assise sur sa chaise, immobile, silencieuse. Je m'interroge souvent à son propos. Elle a l'air en attente, comme en pause ou en méditation. Je me demande souvent à quoi elle peut penser et même parfois si elle pense, ou nous voit quand on passe près d'elle ? Elle a l'air complètement repliée dans son monde. Mais, quand tu dis qu'on peut lire l'avenir dans les mains, quel est l'avenir pour ces personnes âgées dont la fin de vie est proche, peuvent-elles encore se projeter ? Moi, elles me donnent au contraire le sentiment d'avoir les yeux tournés vers le passé, comme si leur regard était tourné vers l'intérieur.

(Un silence un peu lourd s'installe au niveau du groupe).

Au bout d'un moment, j'interviens alors avec une question reflet : « *Vous vous représentez les personnes âgées tournées vers le passé, leur regard tourné vers l'intérieur ?* »

C'est **Anne,** une autre étudiante qui reprend :

Des mains d'homme ou de femme, on ne sait pas trop, car la photo ne montre que les mains et rien d'autre. Finalement on ne peut qu'imaginer ! Mais quoiqu'il en soit, c'est sûr, les personnes âgées sont tournées vers leur passé, elles ressassent souvent. Elles sont penchées sur leurs souvenirs, le nez dans leurs albums photos. D'ailleurs, là, ses mains, cet homme, il les regarde sans doute avec nostalgie. Elles sont usées, ridées, fatiguées, ce sont des mains de travailleur, des mains qui ont en connu des choses. Elles lui rappellent le temps écoulé, la mort peut-être qui s'approche... Ce n'est pas très gai tout ça !

Jérémy lance alors sur un ton semi-plaisantin : « *En fait, c'est de ma faute, j'ai plombé l'ambiance !* ». (Un demi-rire parcourt le groupe).

Anaïs, une étudiante jusque-là restée silencieuse intervient :

Non pas du tout, ce n'est pas de ta faute. La mort c'est une question à laquelle on ne peut pas échapper ! De toute façon, on est tous logé à la même enseigne à ce niveau-là, même si on cherche à l'oublier. C'est sûr la mort, on y est confronté quand on travaille en maison de retraite, mais en même temps, on peut mourir à tout âge. La mort, ce n'est pas que pour les personnes âgées, j'ai fait un stage l'année dernière en cancérologie avec des enfants, c'était omniprésent aussi.

Un autre étudiant, **Anthony**, souligne : « *C'est vrai, tu as raison, c'est une autre façon de voir les choses. Mais pour moi, la mort est liée inéluctablement à la vie. Parce que pour moi, vieillir c'est aussi transmettre, donc c'est aussi du côté de la vie. La vie qui continue même quand les gens meurent* ».

À cet instant, **Solange** une étudiante située un peu loin d'Adeline qui tient la photo, lui demande si elle pourrait la faire passer pour qu'elle puisse mieux la voir. La photographie va alors circuler de mains en mains, au sein du groupe pour arriver jusqu'à Solange qui après l'avoir examinée de plus près, tient les propos suivants :

Merci Adeline, je te la refais passer. J'avais du mal à voir à distance. Il faut dire, d'ailleurs, je ne sais pas pourquoi, mais je ne l'ai même pas remarqué sur la table tout à l'heure cette photo. De mon point de vue en tout cas, ces mains, ce sont des mains d'homme. Elles me font penser au grand-père qui apprend à bricoler à son petit-fils, qui lui transmet son « savoir-faire », et tout, et tout, et tout.

Adeline récupérant sa photo la réexamine de nouveau avec attention et explique :

Moi au contraire, elle m'a tout de suite sauté aux yeux. Mais je me rends compte maintenant en vous écoutant que cette photo, au fond, je l'ai sans doute choisie car elle me fait justement penser à mon grand-père qui me prend toujours la main quand il me parle, c'est quelqu'un qui compte beaucoup pour moi.

Anthony, intervient alors à sa suite pour dire :

Moi, j'ai vécu souvent ça en maison de retraite, être main dans la main avec la personne. Le contact physique, je l'ai aussi constaté c'est très important surtout avec les personnes âgées, ça facilite le lien.

Après un temps de latence qui installe un nouveau silence, Adeline repose, quant à elle, sa photo sur ses genoux et la tourne sur son verso, du côté de sa face blanche, le groupe commence à s'agiter un peu. Je propose alors : « *Quelqu'un d'autre veut-il présenter sa photo ?* ».

C'est **Solène** qui se lance :

Moi, je trouve la photo des mains très belles, elles ont l'air chaudes ces mains. Cette photo, elle me fait penser au sud, les petits vieux, qui prennent le soleil assis sur un banc, dans le village. Il faut dire que je suis originaire de là-bas, à côté de Montpellier, alors forcément ça influence. Je me rends compte que finalement on a chacun notre propre regard sur ces photos. Par exemple moi, j'ai préféré choisir cette photo avec cette femme qui embrasse son bébé, car devenir mère pour moi, c'est donner le souffle de vie à un enfant, participer à la rotation des générations, transmettre. Pour moi, vieillir c'est aussi transmettre, partager les choses comme on aime. J'aime beaucoup cette photo, c'est l'image du bonheur.

Une autre étudiante, **Fiona,** ajoute :

Finalement tu veux dire, que vieillir ce n'est pas nécessairement à entendre du côté du négatif, du côté de la mort, c'est aussi à entendre du côté de la vie, avec la transmission de la vie à un enfant. C'est vrai que je n'avais pas vu au premier abord les choses comme ça, c'est une question de point de vue. Finalement c'est ce qu'on nous a dit en cours l'autre jour, le vieillissement peut se voir autrement que du côté de la perte, du déficit.

Leila intervient à son tour :

Sinon moi, cette photo, je trouve que l'homme, parce que moi, contrairement à vous, je vois un homme, on dirait un chanteur des années 70/80. Ce n'est pas notre génération, mais je ne sais pas si vous connaissez, avec sa coupe de cheveux, blond comme ça, il me fait penser à un chanteur qui s'appelle... je ne sais plus comment, j'ai perdu le nom ?

Elle fredonne un air de chanson dont on ne distingue pas les paroles, ce qui déclenche l'intervention de **Sarah** : « *Je sais, je vois tout à fait ce que tu veux dire, ce ne serait pas Dave ? C'est le chanteur préféré de ma mère* ».

Alors qu'Anaïs confirme avec enthousiasme, d'autres étudiants s'exclament dans le groupe en attestant se représenter très bien le chanteur dont il s'agit.

Jérémy, quant à lui, constate avec humour : « *Vraiment, moi je ne voyais pas un homme. Il faut dire que le chanteur préféré de ma mère ce n'est pas Dave, c'est Johnny Hallyday, alors forcément !* » (Rire général du groupe).

Il poursuit, en revenant à la photo :

> *Mais, je voulais dire aussi, qu'elle me met un peu mal à l'aise cette photo, pour moi ce n'est pas le bonheur. Ils sont un peu trop collés, la femme, car moi je vois une femme. La femme est l'enfant, ils ont l'air dans une relation que je trouve un peu trop fusionnelle, peut-être. Mais bon, c'est sûr, on a finalement chacun sa façon de voir les choses, ça dépend aussi de notre propre expérience de vie, moi j'ai été élevé par mon père uniquement...*

Leila intervient alors à la suite de Jérémy :

> *Mais bon, c'est intéressant parce que, avec ces photos et les remarques des autres, on découvre une autre perception possible, ça nous décale un peu vers un positionnement qu'on aurait pas pu avoir sans le groupe. On croit se connaître ou connaître les autres parce, c'est vrai, on est ensemble déjà depuis quelques mois, on se voit régulièrement en cours, mais aujourd'hui on se découvre sous un autre jour, on apprend des choses sur les autres, mais aussi sur soi, grâce aux photos finalement.*

Adeline enchaîne : « *Oui, finalement on est tous différents, et même si on est tous engagés dans la même formation et que l'on veut tous devenir psychologues, est-ce qu'on aura tous la même façon de l'être ?* ».

La séquence que je viens de vous présenter vient bien souligner comment s'organise au sein du groupe un travail de « co-pensée » en étayage sur un objet commun : la photo, ceci dans un mouvement au service de la subjectivation et de la reconnaissance de la différence. C'est dans l'articulation entre temps privé : choix personnel, et temps partagé : échange groupal, que s'aménage une aire intermédiaire aux effets de liens.

La photographie est effectivement au sein du photolangage, objet d'investissement personnel et commun. Elle est le lieu de commentaires croisés, productrice d'imaginaire, elle sollicite les associations et ouvre une espace de jeu partagé, tout en assurant un rôle de catalyseur.

Effectivement, il s'agit là d'un appel à l'expression personnelle qui engage un témoignage au sein du groupe sur la résonnance imaginaire, intime, à laquelle la photo convoque. Le choix de la photographie va mobiliser un travail privé qui en appelle au « déjà vu », au « déjà vécu », aux images intérieures, que chacun porte en fonction des événements de vie qu'il a traversés. Il s'agit à l'occasion de cette expérience d'aller à la rencontre « d'un savoir non savant », celui que l'on possède à son insu, et qu'il importe que l'on identifie.

C'est un discours secondarisé qui est demandé mais il prend appui sur une parole chargée affectivement car la photographie réveille l'émotion, la sensation et tend à rendre visible ce qui s'ignore. Lorsque Solène évoque les mains chaudes, et la chaleur du Sud dont elle est originaire, on observe bien là, comment la photo convoque l'expérience sensorielle et appelle au travail de représentation. La photographie ouvre alors au chemin de la connaissance et vient élargir le champ de la conscience en engageant un travail de liaison psychique. Elle aide au mouvement associatif en proposant un matériel figuratif sur lequel chacun pourra s'appuyer pour affirmer sa parole.

Le groupe va alors prendre corps et histoire à travers l'organisation d'un récit co-construit, qui va engager un travail de transformation représentationnelle pour chacun.

On est conduit à bouger dans son positionnement intérieur, lorsque le regard de l'autre sur la photo que l'on a choisie, s'écarte par trop de sa propre lecture. C'est l'occasion de revoir ses certitudes, de vivre l'étonnement que suscite la radicale altérité de l'autre et de reconnaître sa part d'ignorance, pour mieux se prêter à comprendre et à apprendre de l'autre.

C'est un bouleversement qui peut être difficile et laisser vulnérable, car il suppose de remettre en cause son propre rapport au monde et de s'interroger sur le sens subjectif que l'on attribue à l'expérience de vie. Mais c'est aussi l'occasion d'un enrichissement et d'une maturation qui conduit le sujet à revisiter ce qu'il croit savoir, comprendre, connaître. Il est ainsi mis dans une position d'écoute active de l'autre et d'engagement dans sa parole qui soutient un mouvement de re-construction du savoir. Un sens nouveau peut alors apparaître. Les propos de Leïla illustrent cela, lorsqu'elle explique avoir le sentiment de découvrir finalement les autres membres du groupe qu'elle fréquente depuis un certain temps, sous un nouveau jour.

De ce point de vue, le dispositif groupal propose outre un espace de contention, des ressources identificatoires et de nouveaux repères. Il peut offrir réellement un espace de traitement de la souffrance attachée à l'expérience de formation, à condition qu'il autorise un jeu entre mouvement d'implication personnelle et distanciation. Il permet aussi d'atténuer les effets parfois inhibiteurs liés à l'idéalisation massive de l'enseignant qui prend figure parentale, en permettant une diffraction du transfert et un co-étayage auprès des pairs.

Lors de la séance photolangage que je vous ai présentée, quand arrivent les représentations concernant Dave et Johnny Hallyday, il se produit au sein du groupe, un mouvement d'investissement groupal commun autour de la photographie qui prend à cette occasion figure « d'objet culturel ». Selon Claudine Vacheret :

> [...] *l'imaginaire que véhiculent les objets culturels est fait de la nécessité d'accepter la différence des sexes et des générations. Il permet de dire ce qu'est la perte sans pour autant qu'elle soit la mort...* (Photolangage, p. 194)

Effectivement, le lien va donc s'organiser autour d'une culture commune qui va permettre d'accepter à travers l'objet culturel la différence et la non-complétude. Nécessairement le travail de deuil est donc convoqué, avec la chute des illusions qui l'accompagnent. Nous ne sommes pas tous semblables et identiques et pourtant nous avons des points communs, tel est le constat paradoxal que chacun est conduit à élaborer.

La dimension matricielle du groupe offre donc non seulement un espace possible de contention pulsionnelle, mais également une aire de transformation et de création de sens. À l'occasion du photolangage, des mots, des affects, des fantasmes, des mythes, des identifications, mais aussi des non-dits se partagent et participent du travail de la transmission, car le désir de savoir côtoie le désir de ne pas savoir.

Aussi, il ne suffit pas de donner aux étudiants l'accès au champ théorique, aux textes fondateurs ou de leur donner l'occasion de réaliser des stages, encore faut-il pouvoir leur fournir les moyens de penser les concepts qu'on leur propose, encore faut-il pouvoir développer leur capacité à interroger l'expérience à laquelle ils s'engagent. Ne s'agit-il pas au fond de leur transmettre surtout une capacité à traiter les éléments de la transmission au risque sinon d'observer un phénomène de duplication sans reprise transformatrice, au risque sinon de voir à l'œuvre une certaine violence de la transmission ? Car force est de constater, que l'on ne peut pas tout transmettre et que l'on peut aussi transmettre ce que l'on n'avait pas l'intention de transmettre. Il ne faut donc pas négliger la part de l'intransmissible, de l'impartageable qui vient nécessairement se loger et demande aussi à être traité.

Pour terminer, cela me conduit à insister sur l'idée que pour transmettre, il faut pouvoir accepter de se dessaisir de l'objet du savoir pour en faire don sans en redouter la perte, il faut donc pouvoir se confronter à la question de la filiation et ses enjeux, sans craindre par trop l'impuissance et la castration.

Car il ne s'agirait pas d'oublier, que le « psychologue-enseignant », a lui-même été un jour étudiant, et qu'il ne cesse par ailleurs jamais d'apprendre. Il s'inscrit dans une filiation qui le conduit à transmettre ce qui lui a été transmis. Il va à son tour léguer ce qu'il a reçu et ceci pour une part à son insu, ce qui le confronte parfois à des comptes et des dettes à régler.

Pour apprendre à l'autre et de l'autre, il faut reconnaître que certains nous ont précédés, en s'affranchissant du fantasme d'auto-engendrement et accepter que d'autres nous suivront. Dans la chaine de la transmission des pratiques à l'université, chacun a donc son rôle à jouer et sa place à prendre, que l'héritage soit transmis et par d'autres acquis, il y va de l'avenir de la lignée professionnelle des psychologues cliniciens aujourd'hui menacée par ceux qui redoute le principe qui la fonde : « sa liberté de penser ».

Une femme ne demande point

Annick DELALEU*

Ce titre n'est rien d'autre que la réponse qui a surgi pour moi en réponse à la question freudienne « Que veut une femme ? », et ceci juste après avoir reçu Wendy en entretien. Et j'ai choisi cette situation pour témoigner de la nécessité de l'évaluation, au sens premier et positif du terme : donner de la valeur, apprécier l'importance d'une chose. En ce qui nous concerne, c'est le discours du sujet qu'il nous faut estimer. De surcroît, l'évaluation pratique et théorique, de même que nous l'avons reçue, me paraît indispensable pour la transmission d'un savoir clinique.

Un lieu de rencontre : le cadre de « la présentation de malade »

La présentation clinique relève d'une tradition des écoles de psychiatrie.

On y voyait un Maître, dans une relation de compagnonnage et d'apprentissage vis-à-vis de ses élèves. Ce Maître faisait preuve de talent et d'éclat pour l'extraction du signe, de l'indice, du thème, ou la contradiction dans les propos d'un malade.

* Psychologue, Centre de santé mentale angevin (CESAME), 49137 Sainte-Gemmes-sur-Loire.

On comprenait, « on » faisait comprendre, « on » expliquait et « on » s'efforçait de faire coïncider « le cas » à un savoir inscrit dans une nosographie.

La tradition s'est perdue parce que le rapport du Maître à son objet – devant un public acquis à la monstration – a entraîné une gêne, voire une inanité, tant en raison des présupposés quant à la cause, qu'en raison de la dérobade ou de la réticence du patient. Ce dernier ne pouvait s'y retrouver puisque l'investigation avait pour conséquence de l'effacer – comme sujet – au profit de manifestations déjà répertoriées.

Qu'est-ce, qu'en effet, un malade peut dire de lui, de ce qu'il est, à partir de phénomènes dont la fonction est précisément de recouvrir, de déguiser ce qui concerne son intime manière d'être ?

Il a fallu que la pratique et l'enseignement de Jacques Lacan justifient la présentation clinique selon d'autres principes. Foncièrement, le principe est une soumission entière au sujet qui a désormais la gouverne au détriment de la volonté du Maître.

Par Lacan, la présentation clinique est devenue – pas tant un exercice de style pour montrer – qu'une véritable part du domaine de la psychanalyse.

Il convient donc de s'y tenir et d'en faire un moment d'exception pour le patient, lequel – le plus souvent – ne recule pas en cette circonstance d'un genre tout nouveau pour lui.

Reste pour nous le motif d'un débat sur la structure de l'expérience et sur ses avatars[1].

L'imprévisible, ou l'effet d'une rencontre avec le réel[2]

C'est dans le cadre d'une de ces présentations cliniques hebdomadaires que j'assure dans le service qui m'emploie (pôle 7 du CESAME), que j'ai rencontré cette femme dont je veux vous parler.

---

1 Rédigé d'après les extraits d'un exposé inédit de Roger Wartel.

2 « L'impossible à dire », selon Jacques Lacan.

Avant de l'accueillir, je dispose de quelques informations : âgée d'une quarantaine d'années, mère de deux enfants, Wendy – actuellement sous chimiothérapie – se trouve dans l'attente d'une prothèse mammaire à la suite d'une mastectomie gauche pour récidive de cancer. Elle est hospitalisée à la suite d'un passage à l'acte suicidaire par ingestion massive de médicaments avec alcool, ceci aux fins de dissoudre l'angoisse insoutenable.

D'une voix douce où domine l'accent anglais, le regard exprimant la détresse, elle laisse entendre en quoi l'absence du signe de reconnaissance de sa féminité pourrait l'exclure du champ des semblants[3] lesquels codifient les relations « homme, femme ». En effet, comme conséquence de l'amputation, elle affirme que son caractère a changé. Habituellement « vive, pétillante », Wendy accuse actuellement un poids de tristesse et de lassitude extrême. C'est cela, ajoute-t-elle, qui provoque les crises d'angoisse massive que, seule, une médication adaptée peut apaiser. Elle dit ne pas se reconnaître. D'ailleurs, elle ne veut plus se regarder, choisissant le retrait par le sommeil pour s'isoler et se protéger d'un effondrement narcissique qui menace. Tombée en disgrâce à ses yeux, la patiente confie comment elle recourt aux médicaments jusqu'à l'intoxication et à l'alcoolisation aiguë.

Autant de subterfuges que nous pouvons considérer destinés à symboliser sa nouvelle condition de sujet déchu de la position qu'elle avait conquise : être une femme auprès d'un homme.

Wendy refuse tout regard de son compagnon qui se tourne vers elle car, précise-t-elle, elle ne s'y voit désormais que trop identifiée à la figure de sa mère dégradée.

Ici, la malade se tait, puis change de ton, coupant l'enchaînement de son discours plaintif :

« J'ai décidé de me séparer de la cigarette »... cigarette dont elle faisait usage encore récemment jusqu'à son entrée à l'hôpital.

---

3 « Ce qui apparaît de ce qui est. Le père et la femme sont solidaires dans le semblant », Jacques-Alain Miller, Séminaire inédit : *De la nature des semblants.*

Un instant, refoulant les représentations qui articulent sa souffrance liée au manque, passant outre, Wendy évoque une modalité de jouissance bien singulière, au-delà de ce qui s'avère aujourd'hui en défaut pour elle.

Elle poursuit donc, ouvrant un registre d'impressions disparues.

Cette consommation effective, plus ou moins régulière, remontait à l'adolescence, bien qu'elle en ait éprouvé, toujours, « une déception ».

Dès la première bouffée, elle n'avait pas trouvé le goût qui correspondait à « l'odeur de soufre que dégageait l'allumette craquée s'enflammant de l'étincelle jaillie ».

C'est près de ses parents – fumeurs l'un et l'autre – qu'enfant, elle s'était inventé une saveur supposée en relation avec l'émanation du soufre qu'elle appréciait. Ce parfum, elle le nouait à la magie de la flamme vacillante juste en deçà de l'instant où se dégage la senteur du tabac qui commence à se consumer.

À cette évocation précieuse du presque rien des petites choses, elle ajoute l'image d'un souvenir d'enfance qu'elle situe chez ses grands-parents : à genoux devant la cuisinière où brûlait le charbon, elle avait reçu, près de l'œil gauche, l'éclat d'une parcelle incandescente. Une petite cicatrice demeure – signale-t-elle – comme reste de la brûlure sur son visage.

Puis, elle rapporte les bribes d'un rêve nocturne tout récent : « les éléments d'un feu d'artifice qui fusent, illuminent » et à l'étonnement de la rêveuse, l'embrouillamini de la machinerie et des fils électriques nécessaires à l'explosion, semble sortir d'elle-même.

Sans transition, Wendy enchaîne. Elle associe sur la marque que lui laisse un évènement traditionnel de son village en Angleterre : une fête populaire en novembre de chaque année, où s'embrasait – devant la foule assemblée – l'effigie d'un traître rendu célèbre, selon elle, pour avoir échoué dans sa tentative d'incendier l'édifice du Parlement.

Et ce rappel historique amène la patiente à se remémorer qu'au cours d'une de ces journées de fête, elle s'était vue mise à l'écart de son père qu'elle apercevait, au loin, accompagné de ses deux frères. Cet éloignement imposé, malgré son envie de les rejoindre, avait par la suite entraîné sa prise de conscience de la différence « masculin, féminin » parmi les membres de sa famille.

Faisons l'hypothèse que cette scène inoubliable a ordonné le cadre de son existence, et posons, là, le point final de cette présentation à l'issue de laquelle un cheminement orienté par la psychanalyse peut débuter pour cette patiente surprise et horrifiée par la figure du destin.

Sensibiliser les étudiants à la dimension psychothérapique : une expérience de pratique clinique supervisée à l'université

Philippe GROSBOIS*

Nous menons depuis 1986 l'expérience d'un centre universitaire de consultations psychologiques, psychanalytiques et psychothérapiques (le CPC : Centre de Psychologie Clinique) fondé par des psychologues enseignants-chercheurs cliniciens et co-géré à la fois par ceux-ci et des étudiants de Master 2e année en psychopathologie et en psychologie clinique du développement[1]. Ce Centre est unique en son genre en France ; seul le Centre Georges Devereux de l'Université de Paris 8, fondé en 1993 par Tobie Nathan, présente quelque analogie avec le CPC dans la mesure où il s'agit d'un lieu de pratiques psychothérapiques qui accueille également des étudiants en stage, bien que ce dernier s'adresse spécifiquement aux migrants avec un dispositif ethnopsychanalytique et ne soit pas co-géré avec des étudiants. Nous avons organisé en 2006 pour

---

* Maître de conférences des universités en psychologie, Institut de Psychologie et Sociologie Appliquées, Université Catholique de l'Ouest, Angers.

1 P. Grosbois, L. Bulourde, P. Martin, A. Mouchès, C. Savinaud, « Le Centre de Psychologie Clinique de l'Institut de Psychologie et Sociologie Appliquées », *Psychologues et Psychologies*, n° 183-184, 2005, p. 6-9.

les 20 ans du Centre une journée d'étude sur le thème de la transmission de « la clinique » à l'université[2].

Cette manifestation a permis de rappeler les principes éthiques sur lesquels s'appuie le fonctionnement de ce centre, à savoir une éthique psychanalytique sous-tendant les modalités d'implication des professionnels et des étudiants y intervenant, à la fois au niveau de la transmission des savoirs et de l'expérience de la pratique clinique. Les outils de la transmission consistent en un tutorat des étudiants par un psychologue clinicien extérieur au centre (praticien hospitalier) ainsi qu'un encadrement des stages qui y est effectué sous la forme d'une réunion bimensuelle dite de « régulation » et d'une « réunion clinique » mensuelle consistant en une analyse des pratiques réalisée par les enseignants-chercheurs cliniciens qui y pratiquent également des consultations. Ce dispositif favorise une interrogation à partir de la pratique clinique sur les liens entre transfert de savoir et savoir du transfert.

L'accueil des patients s'effectue selon les mêmes modalités qu'un cabinet de groupe de consultations privées, les étudiants de l'université ne représentant qu'environ 10 % de la clientèle. La collaboration clinique entre enseignants-chercheurs et étudiants dépasse la dialectique maître-élève classique et invite même à une certaine subversion du rapport pédagogique traditionnel que l'on rencontre habituellement à l'université. Le stage effectué chaque année par trois étudiants est pris en compte dans la validation du cursus du master comme n'importe quel autre stage ; les autres étudiants de 2e année de master volontaires peuvent y effectuer également des consultations, sous réserve qu'ils participent régulièrement en ce cas à la réunion clinique mensuelle d'analyse de leur pratique.

Ces modalités de fonctionnement permettent de proposer aux étudiants en stage mais également aux autres étudiants de master le souhaitant une véritable expérience de la pratique clinique détachée de la seule position d'observation dans

---

2 P. Grosbois, C. Savinaud (dir.), *La transmission de la clinique à l'université*, n° spécial « 20 ans du CPC », Paris : L'Harmattan, 2008.

laquelle ils sont encore trop souvent confinés par certains maîtres de stage frileux qui hésitent à leur confier des responsabilités… notamment celle qui consiste à pratiquer seul un examen psychologique ou un entretien. Les stages dits d'observation sont en effet réservés dans notre université aux stages effectués pendant les trois années de la licence, alors que les stages à mi-temps en master – celui du master 1 étalé sur deux ans, ce qui « produit » un psychologue à bac + 6, cursus qui existait déjà depuis 1970 à l'époque de la maîtrise effectuée en deux ans – sont des expériences sur le terrain pour lesquelles la convention de stage précise explicitement que l'étudiant, s'il conserve cette dimension d'observation des pratiques professionnelles et du (dys)fonctionnement institutionnel, doit se voir confier des activités de façon autonome, à charge pour le maître de stage d'encadrer celui-ci et de l'aider à une meilleure compréhension des situations cliniques rencontrées.

Plus précisément, en ce qui concerne l'accompagnement de l'étudiant lors de ses trois expériences de stage au cours du master, celui-ci bénéficie d'un triple encadrement :

1- un maître de stage sur le terrain, psychologue dans la grande majorité des cas, avec toutefois la possibilité que l'un de ces stages sur les trois soit effectué dans une institution où il n'y a pas de psychologue (comme notamment certains services hospitaliers généraux ou certaines maisons de retraite) ;
2- un tuteur de stage, par ailleurs obligatoirement psychologue chargé de cours ou enseignant permanent dans notre département de psychologie et que l'étudiant a obligation de rencontrer au moins une fois (pour laquelle le tuteur reçoit une rémunération équivalent à 1 h 30 de cours), tuteur et étudiant déterminant ensemble le nombre et la fréquence des rencontres ultérieures (celles-ci n'étant pas rémunérées). Ce tutorat a pour objet de favoriser un « débroussaillage » des situations rencontrées par l'étudiant sur le terrain et un accompagnement « en différé » au travers de la découverte par ce dernier des réalités cliniques et institutionnelles ;
3- l'obligation de participer sur les trois années du master à un séminaire annuel d'analyse de la pratique de stage (totalisant de

12 à 18 h, sur chaque année universitaire) animé par un chargé de cours ou un enseignant-chercheur permanent. Ce séminaire permet à l'étudiant d'approfondir en présence de ses pairs les problématiques rencontrées sur le terrain, avec le souci d'une familiarisation avec l'articulation théorie-pratique, sorte de « gymnastique intellectuelle » à laquelle le futur psychologue devra se livrer quotidiennement s'il veut y saisir quelque chose de sa pratique clinique.

Il s'agit là pour l'étudiant en stage :

– de prendre conscience, d'être capable de décoder et d'assumer psychiquement les attitudes personnelles mises en jeu dans les divers types de relations entre le psychologue en formation, les différents professionnels et les usagers du lieu de stage ;
– de mieux cerner la spécificité de la démarche clinique à travers une expérience pré-professionnelle (examen psychologique, relation d'aide, relation psychothérapique, animation de groupe, participation à diverses réunions, etc.) ;
– de prendre en compte les facteurs institutionnels en interaction avec sa démarche clinique (statuts, rôles, valeurs, normes, etc.), notamment par rapport aux demandes (ou aux absences de demandes) qui lui sont adressées ;
– de favoriser enfin l'intégration de repères éthiques dans le travail clinique.

Ce séminaire préfigure les futures supervisions cliniques individuelles ou groupales auxquelles le psychologue, une fois en exercice professionnel, aura l'exigence éthique de se soumettre mais cette fois avec une dimension supplémentaire qui n'est que pointée lors des réunions cliniques, à savoir les éléments transférentiels et contre-transférentiels présents et éventuellement repérables dans les situations cliniques rencontrées et plus particulièrement celles ayant un caractère psychothérapique.

Il en est de même pour les étudiants en stage au Centre de Psychologie Clinique : ils sont à même de s'impliquer dans la pratique de bilans psychologiques, d'entretiens d'aide voire de psychothérapies individuelles s'ils sont par ailleurs engagés, quant à ces dernières, dans une démarche personnelle (psychothérapique ou psychanalytique). Ce dispositif particulier permet par ailleurs aux étudiants en stage de prendre des responsabilités et d'avoir une certaine autonomie dans les activités du CPC, dans la mesure où ce sont eux qui sont chargés de la gestion quotidienne : permanence téléphonique du lundi au vendredi de 17 h à 19 h pour les rendez-vous de consultations (assurée sous forme de roulement à la fois par les stagiaires et les étudiants de master 2 volontaires pour lesquels ce type d'expérience représente une dimension formatrice du fait qu'elle nécessite, avant même les consultations proprement dites, une qualité d'écoute particulière sur le plan de l'analyse de la demande) mais également la mise en place de toutes les autres activités du centre en direction des autres étudiants de l'université et des professionnels intéressés :

– conférences-débats assurées par des intervenants extérieurs ;
– cycle de projections-débats de films divers (longs métrages de fiction et documentaires en rapport avec l'enseignement universitaire (psychologie clinique, psychopathologie, psychiatrie, psychanalyse, psychothérapie institutionnelle, etc.) ;
– groupes de réflexion divers dont l'animation est assurée par un étudiant ou un enseignant (le psychologue à l'hôpital, groupe de lecture des textes de Lacan, les soins palliatifs, la psychothérapie institutionnelle, le « Patte Noire », etc.) ;
– séminaire itinérant en partenariat avec diverses institutions (psychiatriques et médico-éducatives), occasion de travailler sur une thématique choisie par les étudiants avec une équipe soignante ou éducative sur le lieu de la pratique de celle-ci ;
– mise sur pied d'ateliers divers avec des psychologues extérieurs dans le cadre de la semaine professionnelle organisée annuellement par le département universitaire de psychologie.

Le Centre accueille également plusieurs groupes de supervision et d'intervision de psychologues cliniciens qui cherchaient un lieu de réunion et organise régulièrement des soirées-débats avec l'association départementale des psychologues (« Psychologues Aujourd'hui en Maine-et-Loire »). D'autres conférences-débats ont pu, par ailleurs, être organisées ponctuellement en partenariat avec des sociétés de psychanalyse locales en fonction de l'actualité, telles que la question de la réglementation du titre de « psychothérapeute ».

L'objectif du petit groupe de psychologues cliniciens qui participa à la fondation du Centre en 1986 (Dominique Boistel, Philippe Grosbois, Christiane Laffourcade, Patrick Martin, Marie-Noëlle Ollivier et Dominique Thomas) était de créer un lieu où la clinique du sujet (en l'occurrence celui de l'inconscient) serait centrale et où, de plus, se rencontreraient dans un esprit d'ouverture et de dialogue des praticiens d'obédiences différentes qui, habituellement, se tournent le dos ou se critiquent abruptement. La dynamique de l'Institut de Psychologie et de Sociologie Appliquées a permis un tel projet malgré les divergences théoriques et pratiques qui pouvaient exister. C'est ainsi, par exemple, qu'au sein de l'équipe d'encadrement sont présents des praticiens à la fois assurant quelques consultations et par ailleurs enseignants-chercheurs, qui représentent diverses approches psychothérapiques (allant de la référence freudo-lacanienne jusqu'aux thérapies cognitivo-comportementales en passant par la relaxation et l'orientation phénoménologique).

Les étudiants effectuent souvent les premiers entretiens et, selon leurs compétences répondent ou non eux-mêmes aux différentes demandes qui sont adressées au Centre. Lors des réunions de régulation et d'analyse de leur pratique clinique, les demandes de consultations et les projets sont exposés et discutés, le dispatching effectué, les activités commentées et critiquées. L'avantage réside dans le fait que les étudiants sont confrontés aux exigences d'une réalité (organisation matérielle, financière, respect de la légalité, etc.) qui souvent ne s'impose pas clairement à eux sur leurs lieux de stages habituels. Autrement dit, le Centre de Psychologie Clinique fonctionne sur le principe de la collégialité entre étudiants et enseignants-chercheurs-praticiens quant aux décisions prises.

Le CPC est par ailleurs une structure créée et gérée uniquement par des psychologues, à la différence des autres établissements gérés et contrôlés hiérarchiquement par le corps médical. Sans nous séparer des médecins, dont les compétences sont nécessaires, nous insistons sur un autre style de penser la prise en charge et les rapports entre les personnes, et cette originalité est la promesse d'une autre ambiance, puisque les questions du pouvoir et du symptôme y sont posées différemment. La question du « médical » y est néanmoins présente sous la forme du partenariat dans lequel s'inscrit le CPC : ainsi divers médecins généralistes et spécialistes, des cabinets de soins infirmiers, des structures de soins diverses nous adressent régulièrement des patients en consultation. Les réticences de départ de certains de nos collègues libéraux et institutionnels à voir naître une structure de consultations psychologiques, psychothérapiques et psychanalytiques au sein de l'université a laissé place peu à peu à un travail en réseau au sein duquel le Centre est identifié comme une petite structure souple (350 à 450 consultations annuelles) et proposant des délais d'attente moins longs que les structures classiques ; les patients ont toujours, par ailleurs, le choix d'être reçus soit par un étudiant en fin de formation, soit par un professionnel confirmé ; ils peuvent en outre bénéficier, comme c'est le cas auprès de nombreux libéraux, d'un aménagement du coût des consultations en fonction de leur situation financière (précarité, chômeur, étudiant, etc.).

Le Centre est également à l'initiative de la création d'un « lieu d'écoute » assurée par des psychologues dans le cadre de « L'Espace Social Santé » de l'Université Catholique de l'Ouest. Ces consultations sont gratuites et sont limitées dans le temps ; elles s'inscrivent dans la dynamique de la médecine préventive universitaire. Il arrive que des étudiants nous soient ainsi adressés par ce lieu d'écoute pour une prise en charge plus dans la durée, à but de soutien voire psychothérapique. Le Centre de Psychologie Clinique, quant à lui, est payant et distinct de ce lieu d'écoute. Sur le plan financier, les étudiants bénéficient d'une gratification de stage ; quant aux enseignants-chercheurs qui assurent des consultations, le montant des sommes perçues est confié intégralement au secrétariat du département de psychologie qui se charge ensuite de répercuter sur le bulletin de salaire de ceux-ci le montant amputé des charges patronales et salariales. Cette précision souligne le fait que les professionnels assurant des consultations au Centre ne peuvent en attendre une rémunération qui assurerait leur « subsistance » à elle seule (celle-ci étant très modeste) ; ce supplément de revenus quasi symbolique représente en fait une solution juridique légale acceptée par l'administration de l'université car les enseignants-chercheurs ne pouvaient cumuler un plein temps de maître de conférences ou de professeur avec une activité clinique libérale ou institutionnelle, la convention des universités catholiques interdisant un tel cumul. Le centre de consultations n'a effectivement pas d'existence juridique autonome mais est une structure intégrée à l'Institut de Psychologie et de Sociologie Appliquées. Ce montage financier a permis aux enseignants-chercheurs cliniciens à plein temps de développer légalement une activité clinique jugée indispensable par tous lorsqu'on prétend enseigner la psychologie clinique et la psychopathologie !

Un dernier mot sur l'analyse de la pratique clinique de l'activité clinique des étudiants en stage. Les références méthodologiques de cet encadrement s'inspirent des groupes de type Balint et des groupes de supervision psychothérapique et psychanalytique, bien que ce séminaire ne soit pas au sens strict un groupe de supervision identique à celui proposé à des professionnels, dans la mesure où :

– leur activité de stage ne concerne pas obligatoirement une activité psychothérapique ou du moins ne s'y limite pas ;

– la réunion clinique mensuelle faisant fonction de supervision représente une figure obligée à partir du moment où l'étudiant s'investit dans des activités cliniques, au même titre que le séminaire d'analyse de la pratique de stage fait partie du cursus universitaire du master ; ce n'est donc pas une activité choisie librement par l'étudiant, contrairement à un groupe de supervision pour professionnels. La participation à cette supervision intégrée dans le master ne peut donc faire double emploi avec la participation à un groupe de supervision éventuellement suivi dans le cadre du terrain de stage, qui serait alors complémentaire.

Chaque séance s'appuie sur l'exposé par un ou plusieurs étudiants du groupe d'une situation clinique au sein de laquelle il est un acteur directement concerné. Il s'agit moins en fait d'exposer des cas cliniques que de parler des modalités de son implication personnelle à travers une pratique clinique et des interrogations suscitées par celle-ci. Est donc pointée – sans pour autant faire l'objet d'une analyse ou d'interprétations – la question de l'implication de l'étudiant dans sa pratique clinique.

Ce travail s'effectue en situation groupale et inaugure des échanges sur la base des réactions des autres participants qui sont invités à commenter les situations décrites par rapport à leurs propres perceptions de celles-ci. Il ne s'agit pas de formuler des jugements de valeur sur l'attitude de l'étudiant qui expose et qui s'expose mais d'interroger sa pratique en fonction de son propre questionnement vis-à-vis des aspects théoriques, cliniques et méthodologiques soulevés. La discussion dans le groupe permet d'apporter un éclairage sur la relation évoquée entre le stagiaire, son « patient » et l'institution.

Compte tenu du fait que ce groupe d'analyse de la pratique est composé de personnes étudiant ensemble et qu'il s'agit d'un dispositif universitaire de formation (et non d'un groupe de « contrôle » au sens strictement professionnel du terme), les animateurs se donnent comme repère éthique que l'implication personnelle de chacun n'aille pas au-delà de ce qu'il puisse accepter, notamment dans l'évocation de problématiques personnelles. Liberté est ainsi laissée à chaque étudiant de s'engager plus ou moins profondément sur ce terrain, sachant que le travail proposé consiste à parler de soi à travers l'évocation de situations de stage et non de faire des exposés de cas cliniques. Libre à chacun de reprendre éventuellement « sur le divan » ou dans un autre cadre psychothérapique personnel les problématiques contre-transférentielles repérées lors des séances d'analyse de la pratique…

Outre un apport de repères conceptuels, cliniques, techniques, épistémologiques, éthiques, déontologiques ou/et juridiques, les psychologues du centre aident à l'analyse et l'élucidation des situations évoquées. Ils ne sont pas là non plus pour régler les conflits interpersonnels et/ou institutionnels rencontrés par l'étudiant sur le terrain de stage, bien qu'ils soient amenés éventuellement à en tenir compte dans le travail poursuivi.

Il revient donc à l'étudiant la tâche d'utiliser sur le terrain de stage les points de repère émergeant des séances. Chaque participant est ainsi considéré comme l'artisan de sa propre évolution pré-professionnelle et personnelle.

Pour en savoir plus :

MARTIN P., « Formation, information, recherche et consultation : le Centre de Psychologie Clinique d'Angers », *Le Journal des Psychologues*, 1988, n° 62, p. 52-53.

MARTIN P., « Le Centre de Psychologie Clinique d'Angers », *Psychologues et Psychologies*, 1991, n° 100, p. 3-4.

GROSBOIS P., BULOURDE L., MARTIN P., MOUCHÈS A., SAVINAUD C., « Le Centre de Psychologie Clinique de l'Institut de Psychologie et Sociologie Appliquées », *Psychologues et Psychologies*, 2005, n° 183-184, p. 6-9.

GROSBOIS P., SAVINAUD C. (dir.), *La transmission de la clinique à l'université*, Paris, L'Harmattan, 2008.

DEUXIÈME PARTIE

TRANSMISSION, INVENTION, CRÉATION : LA FABRIQUE D'UNE CLINIQUE

Hélène et la dialyse

Carole DURAND[*],
Lysiane MOYSAN[**],
Sylvie CHEVÉ, Karine GUIDEL,
Martine LEBRUN, Pascale NOËL-LEBREC[***],

La dialyse est un soin technique qui permet de filtrer le sang à l'extérieur de l'organisme pour éliminer les déchets accumulés, car les reins ne sont plus fonctionnels. Pour organiser cette filtration, on doit permettre au sang de circuler à l'extérieur du corps et d'y revenir après sa circulation extracorporelle. Du jour au lendemain, la vie du sujet bascule pour être soumise à un protocole très spécifique : une dialyse est instaurée trois fois par semaine, chaque dialyse doit durer quatre heures et le patient doit s'engager à se rendre à de nombreuses consultations, à effectuer différents examens prescrits par les médecins.
On « entre en dialyse » comme on « entre en religion » !
On ne doit rater aucune séance, être ponctuel et on ne peut obtenir de diminution ponctuelle de son temps de dialyse que sur justification. Le rapport au monde et à soi-même est totalement bouleversé, touchant différentes sphères : image

[*] Carole Durand, psychologue.
[**] Lysiane Moysan, cadre Infirmier.
[***] Sylvie Chevé, Karine Guidel, Martine Lebrun, Pascale Noël-Lebrec, infirmières, Centre de Dialyse E.C.H.O. (Expansion des Centres d'Hémodialyse de l'Ouest) d'Angers.

du corps, liberté, temps, vie intime, vie professionnelle, alimentation, voyages...
Le travail de l'équipe de formation à la dialyse autonome consiste alors à soigner le patient, à l'accompagner, à lui transmettre un certain savoir afin de l'« éduquer » aux techniques d'autodialyse.
L'équipe accueille des sujets choqués, apeurés, dans le déni, en opposition, résignés... Dans ce contexte de chronicité palliative, les soignants, confrontés à une grande hétérogénéité de profils de patients, évoluent dans un champ de pratiques multiples où composition, adaptation et souplesse sont fondamentales.
Présentation du cas d'Hélène, 30 ans, qui n'a eu de cesse d'échapper aux protocoles. Négociant constamment, naviguant entre chantage, absences et cris de désespoir, Hélène a poussé l'équipe dans ses retranchements, la forçant à une perpétuelle remise en question et à la création d'une nouvelle pratique.

On nous informe un jour de novembre 2008 que nous allons recevoir Hélène, une patiente de 30 ans, marginale, qui est arrivée en service de réanimation dans un état grave et doit désormais se dialyser pour vivre. Hélène veut se dialyser uniquement à domicile (notre Centre est le seul à offrir cette formation et cette possibilité sur le département). Hélène est étiquetée « difficile », « un peu arriérée », on nous dit qu'elle parle peu et on nous souhaite bien du courage.

Hélène arrive donc au Centre et nous la recevons entourée de sa mère et de son ami.

La mère explique d'emblée que sa fille a failli mourir petite et qu'il faut aujourd'hui qu'elle se dialyse absolument. Hélène ne veut pas, mais « c'est impossible pour une mère d'imaginer son enfant mourir, vous comprenez ? ». Elle ajoute qu'elle a vécu des drames, cette mère – la mort du père d'Hélène – et ne veut pas qu'Hélène lui fasse revivre la même chose. Elle le lui dit. Elle propose donc à Hélène d'accueillir le matériel de dialyse à son domicile afin de permettre à sa fille des soins de qualité et une hygiène irréprochable. Elle précise enfin que, depuis toute petite, sa fille n'a jamais voulu adresser la parole aux psychologues et psychiatres rencontrés sur son parcours et que c'est dommage parce que ça lui aurait vraiment fait du bien.

L'ami prend alors la parole et explique qu'ils sont tous deux « hors norme », font ce qu'ils veulent. Il essaie de convaincre Hélène de se dialyser, mais sait qu'il va être difficile pour elle de venir se soigner car elle veut, dit-il, qu'on lui fiche la paix. Il déclare qu'Hélène et lui-même ne s'entendent pas vraiment avec sa mère.

L'ami et la mère partent alors dans une polémique qui semble coutumière, oubliant Hélène qui les écoute, regard bas, tortillant ses doigts.

Nous insistons alors pour qu'ils fassent tous deux silence et renvoyons à Hélène qu'il y a bien du monde pour parler à sa place, que son ami et sa mère semblent vouloir prendre soin d'elle et qu'ils sont touchés par ce qui lui arrive mais qu'au fond, c'est elle qui sera dialysée et non eux... Que pense-t-elle de tout ça ?

Comme nous parvenons à empêcher les deux autres protagonistes de répondre, après quelques instants de silence, Hélène prend la parole. Elle explique qu'elle ne peut pas supporter les hôpitaux, qu'elle y a passé du temps lorsqu'elle était petite et qu'elle ne veut plus jamais revivre ça. Elle dit regretter qu'on l'ait sortie du coma, aurait préféré qu'on la laisse mourir tranquillement, considère les contraintes de dialyse beaucoup trop difficiles à supporter. Elle se fiche de mourir, veut être « libre ». Elle se dialysera donc à domicile ou pas du tout.

Sa mère enchaîne aussitôt pour lui dire qu'elle est étonnée de la voir enfin parler à une psychologue et que c'est très bien...

Après quelques entrevues avec l'équipe, il est décidé qu'Hélène va se dialyser et se former ; on lui dit même qu'on envisage le soin à domicile.

Hélène débute donc ses dialyses et l'équipe se rend rapidement compte que la patiente est tout à fait apte à comprendre ce qu'on lui dit, que ses capacités cognitives ne sont pas altérées. En revanche sa personnalité freine toute formation comme elle se déroulerait habituellement. Les résistances s'accumulent de toutes parts, le contrat explose.

Hélène « saute » des dialyses, se sauve au fond du jardin – quitte à se retrouver accrochée aux barbelés – lorsque arrive l'ambulance pour l'emmener au Centre. Elle explique à nouveau qu'elle a besoin d'être « libre ».

Comme elle ne ressent aucune fatigue lorsqu'elle ne se dialyse pas, elle ne voit pas l'utilité de venir aussi fréquemment. En revanche, elle accourt au Centre en urgence dès qu'elle sent une complication, tant elle craint de mourir dans la souffrance.

L'aspect qui détermine la mise en place d'une dialyse à domicile est un abord vasculaire non compliqué, mais aussi la compliance aux traitements, la régularité des séances… On lui répète qu'elle ne sera pas dialysée à domicile si elle ne vient pas régulièrement, elle nous répond qu'elle ne viendra pas en dialyse régulièrement si on ne lui promet pas le retour à domicile.

Durant les séances, Hélène est en révolte contre la machine, les soignants, le système. Nous avons l'impression de nous engager dans un « corps à corps » avec elle, avec la nécessité de déployer une « grande force » afin de ne pas être impressionnée par ses cris, ses insultes, ou un coup de pied dans la machine. L'équipe est sur le qui-vive, a compris qu'Hélène avait bien perçu certaines failles : Elle nous lance un jour : « *Vous ne voulez pas que je rentre à domicile, bande de cons, vous me le faites croire pour que je vienne… Vous vous êtes bien foutus de moi* ».

Hélène ne supporte aucune limite, aucune exclusion, en matière d'alimentation. Elle mange à sa guise, voire même un peu plus et abuse des aliments dont la restriction est conseillée. Elle va ainsi cueillir et manger deux kilos de cèpes (les champignons sont bourrés de potassium, leur taux élevé est dangereux pour les patients dialysés). En revanche, elle ne raconte pas ses excès à la diététicienne.

Les complications médicales se multiplient : nombreux problèmes de fistule (concernant la voie d'abord), de cathéter ; nombreux refus d'opérations qui nous semblent indispensables.

Hélène montre ses cicatrices, dit qu'elle n'est pas une bête qu'on doit charcuter.

L'équipe considère le soin à domicile difficile à mettre en place, voire périlleux, et espère qu'Hélène va en prendre conscience. Hélène ne lâche pas.

La mère arrête de travailler pour accueillir sa fille et se porte garante de ses dialyses. L'équipe, convaincue de sa légitimité, prend cependant vite conscience des aspects mortifères de son fonctionnement auprès de sa fille. La place de l'ami, déniée au départ, est peu à peu reconnue.

Au sein de l'équipe, c'est le chaos. Comment contenir les excès d'Hélène, gérer les complications, supporter les insultes, arriver à lui faire comprendre que son projet de soins à domicile est impossible dans ces conditions ? Comment l'apaiser ? En dialyse, on a des protocoles, des lignes de conduites, sur lesquelles on s'appuie pour savoir où l'on va. Ensuite on fait preuve de souplesse, on est en perpétuelle adaptation auprès du patient. Or Hélène rejette tout en bloc, présente toutes les complications médicales. Les infirmières doivent apprendre rapidement à négocier, argumenter, passer le relais, non pour enrichir la formation du patient comme elles le font habituellement, mais pour ne pas s'épuiser.

Le projet de domicile est sans cesse remis à la une de nos préoccupations quotidiennes, avant d'être abandonné quand Hélène fuit, refuse un examen, une consultation, une opération… Hélène dit alors qu'il est plus possible de faire durer ce calvaire, qu'elle ne se sent « vivante » qu'une fois rentrée chez elle. Pour la première fois, une patiente renvoie donc à l'équipe qu'elle arrêtera tout si elle ne dialyse pas à domicile, qu'elle se fiche de mourir et elle nous en renvoie la responsabilité : « Si je meurs, ce sera de votre faute ».

La mère s'affole, arrive en renfort, informe une association d'aide aux insuffisants rénaux et contacte un avocat, dit qu'elle portera plainte. Elle nous fait parvenir une lettre, que nous envoyons à notre direction. L'ÉCHO fait à son tour appel à un avocat pour savoir quoi répondre, comment se défendre.

C'est alors qu'on amorce l'écriture d'un contrat : Hélène va se former à la dialyse à domicile avec sa mère : tous les acteurs signent. Les soignants sont épuisés, mais ne lâchent pas. On perçoit, malgré tout, qu'on réussit à transmettre un savoir qu'Hélène s'approprie finalement assez facilement (quand elle le veut).

Pendant la formation en duo, la mère perd cependant le contrôle des événements, Hélène va plus vite, Hélène sait mieux. Et surtout, Hélène se sent dépossédée dés lors qu'elle ne fait plus ce qu'elle sait faire : Elle refuse alors le temps d'apprentissage de sa mère, veut se dialyser à son propre domicile : L'ami reprend place à ses côtés, d'autant plus que l'assistante sociale aide le couple à acquérir un logement locatif plus grand afin qu'une machine de dialyse puisse y prendre place.

On refait un contrat, on ajoute des avenants... ce qui donne confiance à Hélène. Le projet est relancé. Hélène réalise progressivement l'importance de certains médicaments ; pragmatique, elle juge leur efficacité elle-même, par expérience. L'équipe lui renvoie qu'elle est capable, qu'elle réussit, que tout se passe bien.

Côté soignant, nous multiplions les temps de transmission, les réunions, les échanges afin de prendre du recul, de ne pas perdre pied et de comprendre chaque événement, de confronter nos points de vue. Ces temps de transmission infirmiers permettent également aux uns et aux autres d'adopter une attitude consensuelle et – surtout – de supporter les glissements ou « l'à peu près » : Hélène diminue les temps de dialyse à notre insu, on valide certains gestes s'éloignant des protocoles mais qui ne la mettent pas en danger... Nous comptabilisons à son sujet plus de 80 pages de transmissions ciblées, sans compter les transmissions psy et médicales.

On lui renvoie tous qu'elle a fait beaucoup de chemin depuis son arrivée, qu'elle parvient désormais à maîtriser son impulsivité, à venir régulièrement en dialyse, elle qui ne supportait aucun rythme auparavant.

Elle se sent moins persécutée par l'équipe et a appris à communiquer avec les soignants Finalement, elle peut même éprouver du plaisir en dehors des séances. Hélène sourit.

Elle débute sa dialyse à domicile en juillet 2010, 1 an et 8 mois après son arrivée au Centre. Les débuts sont difficiles, mais nous redoublons de vigilance, de disponibilité. Hélène s'accroche, surprend, s'étonne.

Il y a quelques mois, elle apprend qu'elle est atteinte d'un cancer. Elle accepte une opération chirurgicale afin d'être moins douloureuse, mais rejette toute autre démarche alors qu'une chimiothérapie est nécessaire en urgence. Elle veut être traitée chez elle et pense que ce ne sera pas possible, elle en a assez… Elle baisse les bras.

Lors d'une entrevue informelle au Centre, nous discutons de la chimiothérapie ; la psychologue l'incite à aller à la rencontre du cancérologue et à se présenter, à dire qui elle est, à expliquer son souhait de chimiothérapie à domicile. Elle accepte de se rendre en consultation, mais ne prend pas la parole et somme ensuite les soignants du Centre de dialyse de ne plus aborder ce sujet.

Elle dialyse toujours à domicile et refuse toute prise de sang concernant l'évolution de ses marqueurs tumoraux.

Jusqu'ici tout allait bien, mais elle a appris récemment qu'elle souffrait en plus d'un diabète qui devrait être traité par insuline. Elle vit très mal la « soumission » à ce nouveau traitement. Elle ne veut rencontrer aucun diabétologue.

Écrire à son sujet était fondamental pour nous offrir une relecture de la situation.

En revanche, cela nous a été très difficile car la psychologue travaille au Centre à temps partiel, nous étions nombreux à être concernés par cette histoire, les patients chaotiques nous rendent parfois confus et il n'était pas évident de trouver le fil pour dérouler cette histoire…

Le côté « extrême » de cette situation était nouveau : pendant de nombreux mois, Hélène a occupé nos pensées, mobilisé notre énergie, nous a poussés à aménager constamment un espace de compromis, et finalement, nous avons passé notre temps à dépasser les problèmes pour trouver des solutions. Une infirmière a d'ailleurs dit que, depuis, elle se sentait elle-même « en convalescence »…

Nous voulions faire entrer Hélène dans nos cases, dans ce qu'on considérait être un espace de sécurité : Elle en a rejeté les contours, le fond, et nous a obligés, tout au long de sa formation et de son accompagnement, à créer avec elle un nouvel espace de soin, une « case Hélène », rien que pour elle, souple, transformable.

Trouver la juste attitude auprès du patient, c'est savoir faire des choix adaptés au malade singulier et inventer constamment. Hélène a finalement créé avec nous son propre espace de sécurité, étranger à celui qu'on aurait fixé au départ.

Ce qui nous amène à citer le philosophe Dominique Folscheid, de l'Institut Hannah Arendt, Espace Éthique et Politique de l'Université Paris-Est, qui nous dit que « l'éthique du soin consiste à prendre l'autre en considération avant de le prendre en charge » (« Éthique et dialyse », soirée-débat proposée à Nantes par l'ECHO, le 01-02-2011).

On peut alors se poser la question de la disponibilité des soignants, du risque et de la responsabilité également… Jusqu'où est-on prêt à prendre des risques ? À partir de quand peut-on dire qu'on perd le contrôle, ou qu'on « dérape » ? Dans quelle mesure est-on respectueux de la liberté de l'autre, dans quelle mesure le met-on en danger ? La frontière est mince…

Il s'avère en tout cas, suite à cette rencontre et à ce chemin parcouru aux côtés d'Hélène, que l'équipe se sentirait prête à accepter dès le départ des limites plus souples si un nouveau patient « différent » se présentait au Centre !

Du désir de transmettre chez un enfant malade à la fabrique d'une clinique

Jérémie MALLET*

Dans ma pratique, je suis amené à rencontrer des enfants gravement malades, dans leur corps, à l'image de Nicolas qui sait que sa vie est en danger et qui se voit perdre progressivement certaines capacités comme celle de la vue et par moment de la mémoire.

Nicolas a 7 ans, il est atteint d'une tumeur cérébrale à évolution lente et pour laquelle il reçoit un traitement par chimiothérapie. Cette maladie engendre chez lui un déficit visuel progressif devant évoluer vers une cécité totale.

Ce qui me frappe chez de nombreux enfants malades, et plus encore chez Nicolas, c'est leur besoin extraordinaire, exprimé et incessant de transmettre quelque chose qui leur appartient, quelque chose de leur vie, de leur existence.

Tout comme le roman *Oscar et la Dame rose*[1] d'E.E. Schmitt le raconte de manière assez juste et poétique, ma réflexion a débuté avec cette hypothèse, cette idée touchante qu'un enfant malade aurait un besoin particulier de transmettre ce qu'il est et d'inscrire ce qu'il vit chez l'autre.

---

* Psychologue clinicien, service d'onco-hémato-immunopédiatrie et de la consultation pour les maladies neuromusculaires de neuropédiatrie, C.H.U. d'Angers.

1 Eric-Emmanuel Schmitt, *Oscar et la Dame rose*, Paris : Albin Michel, 2002.

Cependant, la spécificité de l'entretien clinique entre le psychologue et l'enfant implique aussi de s'interroger, à travers ce qui se transmet, sur le sens de ce qui s'instaure, se crée, s'invente entre ces deux sujets engagés dans une relation transférentielle.

Le désir de transmettre chez l'enfant malade

Nicolas vient donc me voir à la demande de sa maman. Selon elle, il a plein de choses à raconter, ce dont je ne doutais pas un instant puisque je connaissais déjà un peu ce petit garçon que j'avais l'habitude de croiser, le jour de ses soins, dans les couloirs du service.

Nicolas est un enfant qu'on pourrait qualifier de « populaire », très à l'aise dans sa relation à l'autre, notamment à l'équipe soignante qui, d'ailleurs, dit aussi de lui qu'il a toujours plein d'histoires à raconter : de son dernier séjour à Eurodisney à son projet de métier : devenir magicien, en passant par ses nombreuses inventions telles que cette véritable petite librairie improvisée en plein milieu du couloir du service, et pour laquelle il se nomme « responsable vendeur » interpellant tous ceux qui passent en leur demandant s'ils veulent bien « venir dans son commerce » !

Le symbolisme criant de ses élaborations fantasmatiques m'apparut si souvent comme une évidence thérapeutique, que l'impression qui m'a longtemps habité avant et pendant nos premières rencontres avec Nicolas se traduisait en moi par une seule formule. Je me disais en effet : « *Celui-là, il se soigne tout seul !* ».

C'est d'ailleurs ce qui m'amènera ensuite à me demander, à plusieurs reprises et non sans désarroi, en quoi, dans nos entretiens, je pouvais être « utile » à cet enfant. Aujourd'hui, je me demande surtout pourquoi est-ce que j'ai tant voulu, *a priori*, être « utile » à Nicolas !

Lorsque Nicolas arrive dans mon bureau muni d'un pistolet de pirate, je m'étonne alors de l'importance qu'ont pour lui les armes telles que celle-là. Il me répond alors sur le ton de l'évidence : « *Il faut bien que je me défende, on ne sait jamais !* ».

Puis il me signale aussitôt qu'il a reçu cette arme au moment de son dernier I.R.M. Je lui demande s'il sait pourquoi il passe ce genre d'examen et il me répond sur un ton presque pédagogique : « *En fait, c'est pour voir si ma boule* – sa tumeur, *elle a grossi* », ce qui signifierait une aggravation de sa maladie. Il me précise alors qu'il a bientôt une autre I.R.M et que cette fois-ci : « *la boule, elle devrait pas être contente parce qu'on lui envoie plein de chimio* ».

Dans ce lien associatif entre d'une part, le signifiant « pistolet » et d'autre part, les signifiants – induits par le discours médical – de « boule », « chimio » et « I.R.M. », on entrevoit l'élaboration fantasmatique permettant à Nicolas de donner au réel de sa maladie une épaisseur symbolique. Cette « création » nécessaire lui permet ainsi de ne pas totalement subir et de se défendre face à un mal bien réel – à coup de chimiothérapies ou à coup de pistolet, voire même d'apprivoiser cette « boule », cette maladie, et ceci, en l'intégrant dans son monde interne, un monde encore largement influencé par la pensée magique.

L'implication du psychologue : supporter pour soutenir

Au fil des entretiens, Nicolas demande à jouer à « cache-cache », le but du jeu ne s'arrêtant pas là, puisque lorsque l'on finit par trouver l'autre – ce qui arrive assez souvent dans un bureau de 10 m^2 – « *On lui tire dessus* », me dit-il avec un grand sourire.

C'est dans ces moments-là, pris sous les coups de feux, que je mesure combien le rôle du psychologue ne peut se réduire à celui d'observateur ou de dépositaire auprès de Nicolas mais qu'il s'agit bien d'être aussi et surtout un support de projection pour soutenir, supporter sa mise en scène qui peut d'ailleurs s'avérer violente pour moi.

En effet, s'agit-il pour Nicolas de tirer sur moi, le psychologue d'oncopédiatrie, qui peut-être assimilé au service, aux soins qu'il y subit, à ses traitements par chimiothérapies qui lui provoquent de longues nausées et des vomissements, sachant que nos rendez-vous sont programmés en fonction du protocole de traitements ?

Par la suite, Nicolas étant toujours très productif dans ce qu'il peut raconter et ne pouvant écrire du fait de son déficit visuel, je lui propose spontanément d'écrire pour lui ses histoires et d'en faire, avec lui, une sorte de livre illustré par ses dessins, en écho à cette hypothèse de départ que j'avais gardée à l'esprit selon laquelle l'enfant malade aurait un besoin particulier de transmettre ce qu'il est et ce qu'il vit à l'autre.

Toujours est-il qu'il se saisit volontiers de cette proposition et me demande aussitôt que ce livre soit ensuite exposé dans la bibliothèque du service pour que « *les enfants puissent le lire avec leurs parents* », me dit-il. Ce livre, Nicolas lui donne le titre suivant : *Contes d'histoires qui ne peuvent pas exister.*

Comme on peut l'imaginer avec Nicolas, ces histoires, sorte de contes revisités, mettant en scène un petit chaperon rouge menacé par un loup-garou, amènent un matériel clinique riche de sens, d'expression d'angoisses et le besoin de transmission à l'autre m'apparaît alors de plus en plus manifeste chez Nicolas, si bien que j'en oubliai de m'interroger sur mon propre désir et d'en voir son effet lorsque je propose à Nicolas d'écrire pour lui !

Ainsi, je me souviens que lors du premier entretien, Nicolas m'expliqua que son principal problème à l'école était justement lié à l'oubli : « *Le problème, tu vois, c'est que les mots, ils s'envolent* ».

Dans la proposition que je fais à Nicolas d'écrire ses histoires, il s'agit bien d'une interprétation où pointe nettement mon propre désir : celui de ne pas vouloir laisser *s'envoler* ses récits – « *d'histoires qui ne peuvent pas exister* », dit-il – et ses dessins, et par là même, cette perte de la vue et, par moment, de la mémoire qu'il subit inéluctablement. Ici, le désir du psychologue serait donc amené à s'imprégner du désir de l'enfant ?

Me plaçant ainsi en scribe, témoin ou encore mémoire de Nicolas, c'est l'instance du transfert, en tant que « *mise en acte de la réalité de l'inconscient* »[2] qui se dévoile peu à peu à travers une proposition ou une attitude, autrement dit, une interprétation où pointe « *le désir de l'analyste* » puisque « *le désir c'est l'interprétation elle-même* »[3].

Comment d'ailleurs ne pas remarquer que dans mon choix d'écrire et de vous transmettre aujourd'hui l'histoire de ma rencontre avec Nicolas, subsiste sans doute quelque chose de mon désir de lui être « utile » et de là, de son désir propre de transmettre à l'autre.

De l' « utilité » du psychologue dans la fabrique d'une clinique

Nicolas semble effectivement montrer un besoin particulier de transmettre à l'autre quelque chose de lui et de son histoire. On peut penser qu'à travers ses différentes créations, il cherche à nous dire qui il est malgré cette maladie : ce futur magicien, inventeur d'histoires pour enfants (de plus de trois ans, parce qu'il les juge parfois difficiles pour les plus petits). Cette transmission de son identité lui sert sans doute à donner un sens et une continuité à son existence par delà sa mort possible et ainsi, peut-être est-il assuré de l'importance qu'a et qu'aura eu sa vie, d'autant plus que celle-ci est menacée par la maladie.

Chez Nicolas, la réalité est trouée, envahie par le Réel de la maladie et la perspective d'une fin probable et probablement proche.

Pour cet enfant, pris dans une temporalité rythmée par les soins, plongé dans l'univers de l'hôpital décrit par de nombreux parents comme « un monde à part », un monde envahi de nouveaux signifiants médicaux qu'il va pourtant apprivoiser, peut alors se poser la question de la pertinence et de la

---

2 Jacques Lacan, Séminaire XI, *Les quatre concepts fondamentaux de la psychanalyse*, Paris : Éd. du Seuil, p. 45.
3 *Ibid.*, p. 161.

faisabilité d'un suivi psychothérapeutique au sein même d'un service de médecine, un lieu déjà si chargé affectivement pour lui.

C'est peut-être justement là, où jaillit de l'indicible et de l'angoisse, que le psychologue peut se trouver pour inviter l'enfant à transmettre mais surtout à créer, à inventer une vie avec sa maladie en mettant des mots, du symbole sur cette rencontre avec le Réel.

Cependant, en toile de fond des élaborations fantasmatiques, des métaphores de l'enfant, ce qui s'instaure entre le psychologue et son jeune patient dans l'entretien clinique, où « tout est permis », c'est aussi et surtout la découverte du sujet de l'inconscient, un inconscient « *structuré comme la poésie* »[4], nous dit Erik Porge, et ce, par le biais d'une rencontre transférentielle entre deux sujets, deux inconscients, deux désirs, une rencontre favorisant l'émergence d'un discours dans le discours, autrement dit, l'émergence de la vérité du sujet.

Aussi, derrière cette réflexion sur ce qui se transmet dans un espace clinique entre l'enfant malade et le psychologue d'orientation psychanalytique, se profile évidemment la question de la transmission de la psychanalyse à l'hôpital.

La psychanalyse peut en effet se concevoir comme pratique clinique mais elle a aussi un rôle à jouer comme conception de l'homme – en ce qui nous concerne, soignant comme soigné – et de la société. Si la psychanalyse s'exerce en effet en entretien individuel, elle trouve aussi à se déployer en équipe pour se transmettre quelque chose sur l'enfant, sur son bien-être ou sur son avenir.

C'est là aussi par un travail de création, d'interprétation que l'équipe peut prendre en compte l'effet de son propre désir, pour ensuite permettre à l'enfant de désirer par et pour lui-même.

Le travail du psychologue se situe donc en deçà de cette hypothétique et discutable « utilité ». Si le psychologue peut être utile pour l'enfant, c'est bien avant tout en étant lui-même

---

4 Erik Porge, *Transmettre la clinique psychanalytique, Freud, Lacan, aujourd'hui*, Éd. Érès, 2005.

un sujet dans toute sa dimension, aux prises avec son inconscient et son désir largement sollicité par ce que produit l'enfant, un sujet capable d'un lâcher prise quant à un éventuel désir d'anticipation – renvoyant d'ailleurs à une position de savoir – au profit d'une position de réceptacle, voire même d'une position de naïveté comme préalable indispensable au travail de recherche, de découverte que peut représenter l'entretien clinique.

Cette position de « vide de savoir » peut parfois s'imposer violemment et générer un certain sentiment de malaise et même de désarroi face à un enfant en souffrance. Ces sentiments que j'ai pu éprouver m'ont toutefois semblé, dans l'après-coup, légitimes voire même « utiles » pour accompagner Nicolas dans un véritable travail d'élaboration suffisamment libre.

C'est à cette condition de vide dans le savoir que l'analyste peut « *se faire le désir du patient* »[5], nous dit Lacan, sans se confondre avec.

Enfin, dans l'après-coup, c'est à partir du travail d'écriture, en tant qu'un des premiers modes d'analyse de la pratique du psychologue, que la clinique s'est réellement dévoilée pour moi, bien entendu, après l'avoir éprouvée puisque la fabrique d'une clinique ne s'anticipe pas, ne se sait pas, elle s'éprouve avant tout et de tout son corps.

---

5 Jacques Lacan, Séminaire XII, *Problèmes cruciaux pour la psychanalyse*, inédit, 19 mai 1965.

TROISIÈME PARTIE

LE TRAVAIL EN ÉQUIPE : CHACUN SA LANGUE ET TOUS ENSEMBLE !

Se laisser enseigner par l'enfant
À propos de la réunion de synthèse clinique en institution

Guillaume MIANT*

La réunion de synthèse clinique en pédopsychiatrie rassemble les différents professionnels qui s'occupent de l'enfant. Elle se situe au point de jonction entre pratique, théorie et politique (institutionnelle). Y est discuté ce qui a été relevé, observé, entendu dans la pratique quotidienne avec l'enfant et qui interroge un intervenant ou plusieurs. Elle implique de se détacher d'une position de savoir pour se laisser enseigner par l'enfant, renversant un positionnement ordinaire où l'enfant encore en développement aurait à acquérir ce que l'adulte qui travaille avec lui sait déjà. La synthèse clinique démarre donc à partir des bouts de réel (c'est-à-dire de l'incompréhensible, de l'insaisissable amené par l'enfant), conduit à un travail de questionnement, de mise en lien et d'élaboration d'hypothèses de la part du collectif, pour arriver à nouveau à un réel qui génère une question inédite et relance le désir de chacun dans la prise en charge de l'enfant. En préservant une vacuité vivante du côté de l'équipe, ce type de réunion contribue à présenter un Autre décomplété, manquant, auprès duquel l'enfant pourra trouver un support dans la création de ses solutions particulières.

---

* Psychologue clinicien en service de pédopsychiatrie à Laval et à Ernée (53).

Si la mise en commun de ce que chacun repère doit aboutir à une élaboration collective visant à dégager la logique subjective propre à l'enfant, la synthèse clinique navigue toujours entre le Charybde de la capture imaginaire du cas de l'enfant (l'illusion de tout comprendre) et le Scylla de la mortification d'un discours clos sur lui-même qui exclurait le sujet. Par son symptôme, par sa singularité et son altérité, l'enfant peut aussi perturber le discours courant de l'institution et soulever les défenses des professionnels. La passion de l'ignorance, l'absence de demande et de questionnement, les interdits de penser, l'injonction de réponses utilitaires du côté de l'équipe soignante (parfois en lien avec l'idéologie gestionnaire contemporaine) peuvent venir faire obstacle au dégagement d'un savoir inconscient, à l'appréhension de la problématique du sujet en souffrance et nuisent à une rencontre véritable avec l'enfant. Comment, à partir du lieu de la réunion de synthèse clinique, favoriser l'émergence du sujet ? Comment se laisser enseigner par la clinique et orienter dans sa pratique à partir de ce qui pose problème à l'enfant ? Quelles transmissions opèrent dans cet espace institutionnel ?

Y a-t-il une transmission au-delà des « transmissions ciblées » ?

Au sein des institutions sanitaires, il est devenu commun de voir l'ensemble du personnel se réunir afin de discuter du cas d'un ou de plusieurs patients, généralement à une heure fixe, selon un rythme régulier et dans un lieu déterminé à l'avance.

Aussi banale que puisse paraître ce type de réunion, la prise de parole au sein de celle-ci demeure très souvent difficile pour les professionnels et elle nécessite toujours leur engagement renouvelé. Cette difficulté à dire de ce qui a été observé et entendu apparaît nettement quand la discussion se limite à la lecture du dossier du patient ou à l'utilisation d'un jargon censé dire l'essentiel en quelques expressions présumées immédiatement compréhensibles par tous. Il peut s'agir de classifications diagnostiques issues du DSM (« il a des TED[1] » ou « il a des TOC[2] » par exemple) ou de termes devenus communs comme « il a accédé au quotidien », « il est dans le remplissage », « il est dans le collage », etc. Repérer ces expressions permet de ne pas se satisfaire d'un vocabulaire de Diafoirus, s'ajustant médiocrement à la clinique du sujet, pour interroger à la fois ce qui provient du chevet de l'enfant (« clinique » vient du grec *klinê* : « lit ») et le cheminement de pensée qui a conduit tel soignant à énoncer cette conclusion. La démarche consiste donc à procéder à rebours afin d'inscrire ces signifiants inertes dans la dynamique d'un récit à une ou plusieurs voix. Par ailleurs, certaines expressions acquièrent parfois une polysémie défensive : « on lui a posé un cadre ferme » peut aussi bien signifier faire un rappel à la loi que passer ses nerfs sur un enfant ! Elle limite ainsi l'implication du soignant en lui évitant de parler précisément de sa pratique et elle balaye simultanément le risque d'entendre un jugement dévalorisant émanant de ses pairs. Le narcissisme en sort indemne mais au prix d'obscurcir la clinique et le transfert établi avec l'enfant. On passe ainsi sous silence les particularités de la relation nouée avec l'enfant qui, une fois énoncées puis analysées, peuvent fournir de précieux repères.

Ce jargon, outre sa potentielle fonction défensive pour son utilisateur[3], semble provenir directement des désormais fameuses « transmissions ciblées » en vigueur à l'hôpital. Ces dernières consistent à faire passer un maximum d'informations en un minimum de temps – et par conséquent avec un coût lui aussi moindre – d'une équipe à une autre par l'usage d'un vocabulaire volontairement restreint. S'inscrivant parfaitement dans une logique comptable, le style de ces transmissions devient volontiers télégraphique et développe la pratique d'une novlangue. À l'extrême, le langage perd sujets et verbes pour se réduire à une juxtaposition de noms et d'adjectifs, auxquels

1 Troubles Envahissants du Développement.
2 Troubles Obsessionnels Compulsifs.
3 Cette question pourrait aussi être traitée du point de vue de la psychodynamique du travail.

s'adjoignent éventuellement des signes « plus » ou « moins » censés quantifier une certaine intensité (par exemple, « dans la maîtrise ++ »). Le patient se voit rapidement catégoriser, résumer dramatiquement à quelques traits, pour un coût – tant économique que psychique – minimum. Il s'agit de purs énoncés où l'énonciation n'a pas sa place[4]. Ces énoncés peuvent valoir pour tous les enfants et peuvent être répétés par n'importe quel professionnel : par conséquent, le sujet disparaît à la fois du côté de l'enfant et de celui qui parle de l'enfant.

Des représentations qui bloquent la transmission

À partir de ce nouveau type de discours courant, des représentations de l'enfant peuvent se former puis se développer au sein du groupe, suscitées une adhésion importante et finalement devenir de véritables obstacles au travail collectif d'élaboration. Notre pratique nous a appris à distinguer au moins trois de ces représentations : l'enfant agité, l'enfant débile et l'enfant discret.

La représentation de l'enfant agité (ou violent) se trouve mobilisée lorsque l'équipe reçoit un enfant dont les symptômes mettent principalement en jeu la dimension du corps. Il peut s'agir d'enfants diagnostiqués TDAH[5] ou décrits comme hyperactifs, hyperkynétiques, hétéroagressifs. L'agitation motrice ressort du discours : c'est un enfant qui court, saute, crie, crache, mord, frappe les autres ou se mutile seul. Les professionnels se décrivent alors comme complètement accaparés par cet enfant, qui prend beaucoup de place, qui occupe tout l'espace (visuel, sonore, psychique). Cette représentation de l'enfant agité s'attache à une (pseudo-) clinique du bruit : l'enfant donne tellement à voir que l'on aperçoit plus rien ; il fait tellement de bruit qu'on ne l'écoute

---

4 L'élision de l'énonciation au profit de purs et simples énoncés constitue une dérive du discours de la science (Lebrun J.-P., 1997, *Un monde sans limite*, Toulouse : Éditions Érès, 2009).

5 Trouble Déficitaire de l'Attention avec Hyperactivité.

plus. On se focalise donc sur les symptômes les plus apparents, les plus dérangeants et on cherche à les faire taire, sans réflexion préalable sur leur possible fonction et leur origine. En général, la discussion porte sur l'ajustement du traitement médicamenteux, sur la recherche de la juste posologie ou de la molécule miraculeuse qui apaisera enfin l'enfant. En attendant que le médicament agisse, on réfléchit à la manière de « contenir » l'enfant par le biais de la stricte obéissance au règlement intérieur, de multiples rappels à la loi, voire de punitions ou d'entraves physiques. L'enfant se trouve alors réduit à un corps turbulent qu'il s'agit de calmer. Ainsi cet investissement massif du registre de l'imaginaire occulte presque totalement la dimension du symbolique, comme celle du réel : la parole de l'enfant est négligée et la question de la pulsion évacuée.

La deuxième représentation, celle de l'enfant débile[6], s'impose lorsque l'enfant laisse supposer à ses interlocuteurs qu'il pourrait avoir une déficience intellectuelle. Celle-ci est inférée à partir d'éléments tels que des troubles du langage, des problèmes de compréhension, des difficultés à se repérer dans le temps et dans l'espace, des oublis fréquents, etc., soit une clinique relevant principalement du registre du symbolique. L'impression déficitaire se voit encore renforcée imaginairement si l'enfant est handicapé, s'il a une maladie génétique ou s'il porte des stigmates physiques. À partir de ce constat, l'équipe s'emploie alors à compenser ce déficit par une rééducation improvisée et prodiguée avec plus ou moins de virulence.

Thomas est considéré comme un de ses enfants débiles : il a tendance à oublier les prénoms des infirmières du service. Au fil de la réunion clinique, il apparaît cependant que cet élément, diagnostiqué abusivement « trouble de la mémoire », ne présente pas de constance. Si l'on reste en présence de Thomas, il nous appelle par nos prénoms sans aucun problème. C'est lorsque nous disparaissons de son champ de perception et que nous revenons plus tard auprès de lui que nous sommes à

6 « Débile » est ici à entendre au sens péjoratif du terme.

nouveau innommables. M'appuyant sur l'article de Freud intitulé « L'inconscient »[7], je propose alors l'hypothèse selon laquelle cette difficulté de nomination récurrente ne tient en rien à un trouble cognitif, mais qu'elle indique que, pour Thomas, le mot colle à la chose : si l'objet disparaît, le mot qui lui est attaché sombre avec lui. Cette nouvelle perspective a permis d'amorcer une réflexion portant sur la problématique du lien chez ce garçon (le lien entre les mots et les choses et celui du sujet à l'Autre).

La troisième représentation correspond à celle de l'enfant discret. L'enfant discret est l'enfant dont on ne parle pas ou presque pas, qui reste quasiment absent du discours de l'équipe. Il s'agit souvent d'enfants dits « adaptés » c'est-à-dire d'enfants qui parlent peu, qui ne dérangent personne, qui se soumettent docilement aux règles du service. Leur symptomatologie s'avérant peu bruyante, il arrive qu'ils finissent par passer complètement inaperçus, parfois au point d'être oubliés. Si l'enfant agité prend toute la place dans la plainte des professionnels, l'enfant discret au contraire ne parvient pas à se loger dans la parole des adultes. À l'opposé de la (pseudo-) clinique du bruit se profile une (pseudo-) clinique du silence, pas moins obturatrice pour la transmission.

D'une transmission à l'autre

Le discours courant de l'institution et les représentations qu'il véhicule dans son sillage relayent le discours capitaliste et le discours de science en pleine expansion en ce début de XXIe siècle. Ils tendent à se répandre dans ces lieux que l'on n'ose plus appeler « hôpitaux » (mais « établissements de santé ») tant l'hospitalité semble avoir déserté face à l'impératif du profit de l'acte.

L'intromission de ces discours dans le lieu de la réunion de synthèse clinique ferme la possibilité aux expressions du

---

7 S. Freud (1915), « L'inconscient », in *Métapsychologie*, Paris : Gallimard, 1968.

malaise de l'enfant de s'inscrire dans une trame symbolique susceptible de les métaphoriser[8]. Le discours courant émousse les particularités de la clinique de l'enfant empêchant de fait l'émergence de questions originales... qui n'ont pas de réponses immédiates ! Contrairement au trompe-l'œil esquissé par ces discours contemporains, qui modifient la demande en exigence de prescription de « prêt-à-soigner » efficace, l'incertitude (que promet de lever le discours de la science) et l'insaisissable (le discours capitaliste vend de l'objet préhensible) restent de mise.

Ce discours et ses représentations conditionnent également les soins tels qu'ils peuvent être dispensés, voire poussent à la *furor sanandi* : rien n'est impossible, ce qui résiste (le symptôme) finira bien par céder (aux médicaments, à l'apprentissage). Un des enjeux de la réunion de synthèse clinique sera de passer d'une conception médicale du symptôme comme signe d'un dysfonctionnement à éradiquer à une approche psychanalytique du symptôme[9] comme solution autothérapeutique élaborée par un sujet en souffrance, comme montage singulier pour tenir dans l'existence, recelant une vérité inconsciente, c'est-à-dire non lisible dans l'immédiat et

---

8 Charles Melman relève le problème d'une confrontation à « une chaîne de signifiants dotée de tous pouvoirs et à l'égard de laquelle l'enfant aura une assez grande difficulté pour trouver la moindre place, le moindre trou où il pourrait venir se loger. Nous savons que c'est là un problème clinique, cette difficulté face à une chaîne en quelque sorte dénégatrice de tout hiatus, de tout impossible, difficulté pour le produit, pour l'enfant de venir là 'caser' la moindre part de lui-même. Qu'est-ce qu'il pourrait abandonner, donner de lui, sacrifier, ne serait-ce qu'au titre de la garantie, à une chaîne qui non seulement ne le lui réclame pas, mais qui en quelque sorte s'avère complètement opaque à tout ce qu'il en serait d'une tentative de don de sa part ? » (Melman C., 2010), *Nouvelles études sur l'hystérie*, Toulouse : Éditions Érès, p. 111).

9 « Le symptôme, ici entendu au sens psychanalytique, presque par opposition avec l'usage médical du terme : non pas un *signe*, quelque chose qui fait marque d'autre chose, mais *ce qui signe le sujet*, c'est-à-dire ce point où ce qui ne peut se dire, ce qui ne peut venir à jour (autrement), prend malgré tout consistance – à l'insu du sujet, certes, mais simultanément avec cette exigence propre que ce dernier vienne à s'y rencontrer » (Abelhauser A., 2002, *Le sexe et le signifiant*, Paris : Éd. du Seuil, p. 224).

dans son intégralité. Cela ne peut se produire qu'à la condition d'un changement de discours.

Ce que vise *in fine* la réunion de synthèse clinique « *n'est pas d'arrêter un savoir certain sur la "situation" dont on parle. C'est au contraire d'un savoir " troué" qu'il s'agit. Il se révèle comme quelque chose qui d'abord ne se savait pas, à partir de quoi naît une question nouvelle. C'est un savoir qui décomplète, et c'est cela qui permet d'aller plus loin. C'est cela l'enjeu : pouvoir rencontrer à nouveau et entendre ceux dont on s'occupe, avec cette ouverture d'une question qui les pose eux-mêmes comme détenteurs d'un savoir qu'ils sont les seuls à pouvoir livrer, en s'ajustant sur des enjeux subjectifs qu'on identifiait mal avant d'en parler. C'est un petit rien qui peut changer beaucoup de choses* [...] »[10]. S'il existe une transmission possible, celle-ci ne peut se faire sans perte : quelque chose échappe ou résiste aux mots. De ce trou dans la transmission entre l'enfant et les professionnels, source d'un art du questionnement, dépend l'humanité du travail effectué avec l'enfant.

10 J.-P. Leblanc (2010), « Le réel, la jouissance, le hors-discours. Quelques réflexions sur le dispositif dit d' "analyse de pratique" », in *Psychanalyse,* n° 18, pp. 97-113, p. 111.

Confusion de langue

Véronique PAUTREL*

La lecture de l'expression « chacun sa langue et tous ensemble » a réveillé en moi le souvenir d'une lecture ancienne, celle du petit opuscule de Sandor Ferenczi ayant pour titre « Confusion de langue entre les adultes et l'enfant »[11]. Dans ce texte, Ferenczi analyse les effets psychiques traumatiques de la relation incestueuse sur l'enfant, en posant la tendresse du côté de l'enfant et la passion du côté de l'adulte. Ce texte date de 1932 et donc à une date bien postérieure aux travaux freudiens sur la sexualité infantile et au cours desquels il montre l'enfant comme d'emblée concerné par la libido sexuelle. Si pour l'un et l'autre la découverte de la sexualité est traumatique, elle ne l'est pas pour les mêmes raisons…

Confusion de langue donc, mais de quoi la langue parle-t-elle ?

Confusion de langue… le processus associatif me mène vers la mémoire de réunions professionnelles au sujet d'une jeune patiente, une enfant que nous appellerons Cécile. À ces réunions, Cécile n'est jamais présente, mais chacun parle d'elle à partir d'une position transférentielle. Des uns aux autres, et le plus souvent dans le malentendu, il s'entend, il se transmet des orientations de travail dont la source reste souvent insu, c'est-à-dire du côté de l'inconscient.

Et cela m'a conduit à la présentation de ce travail clinique de

---

* Psychologue, docteur en psychologie, CESAME.

11 S. Ferenczi (1932), *Confusion de langue entre les adultes et l'enfant*, Paris : Petite bibliothèque Payot, 2007.

partenariat entre plusieurs institutions, avec des réunions de synthèse organisées à un rythme exceptionnellement soutenu, soit une fois tous les deux mois environ, à propos de cette enfant, Cécile, au parcours pour le moins compliqué. Cécile est âgée de deux ans lorsqu'elle est retirée du domicile maternel par l'aide sociale à l'enfance, et ce pour maltraitance sexuelle. Confusion de langue… Et plus encore.

Lorsque je me rends à ces synthèses, je porte en moi notre histoire transférentielle, je vais donc commencer par la mettre en récit à partir de là où je la rencontre.

Lorsque je rencontre Cécile pour la première fois, en début d'année 2008, elle a un peu plus de 8 ans. Elle est déjà suivie dans le service depuis plusieurs années. Parmi les soins proposés, Cécile participe à un travail de groupe dans lequel la mobilisation psychique la porte à dire ou faire des choses touchant à la question du sexuel, évocations peu acceptables pour les autres enfants et difficiles à gérer par les professionnelles. Il lui est donc proposé un espace personnel immédiatement après la séance de groupe de façon que les professionnelles puissent arrêter Cécile dans ses productions et lui demander de différer jusqu'à sa séance individuelle avec moi. Ce que bien entendu elle ne fait pas, car c'est précisément la dimension d'effraction qui l'intéresse, et dans la rencontre avec moi, cette dimension disparaît.

Différentes péripéties et difficultés dans les deux familles d'accueil successives que Cécile rencontre font qu'elle se trouve accueillie par un service du conseil général sur demande de l'aide sociale à l'enfance. Elle est scolarisée en CLISS à mi-temps et accueillie dans un IME.

Nous voici donc entre dix et quinze autour de la table, selon les possibilités de présence des uns et des autres.

Ces rencontres « tous ensemble… » ne sont pas sans poser questions.

Qu'en est-il de la confusion de langue entre les uns et les autres. Bien sûr, nous parlons tous français, mais nous nous situons à des niveaux de travail psychique différents, ce qui entraîne des malentendus, voire de la discorde.

Par exemple : quels sont les chemins possibles pour élaborer un traumatisme tel que la rencontre avec la perversion sexuelle à un âge si précoce ?

A-t-elle vraiment besoin d'apprendre les éléments de son histoire de petite enfant, tels qu'ils ne peuvent être que reconstruits dans une langue d'adulte, et qui auraient à voir avec « ce que lui a fait sa mère, et d'autres adultes... ». Je ne saurais pas, ou bien je ne voudrais pas savoir, la précision de ce qui lui ai dit...

De là où je suis, proposant un espace de parole pour Cécile, je me garde bien de ramener ces éléments d'une réalité qui fut la sienne sans qu'elle puisse la penser, la représenter. Je m'attache plutôt à suivre pas à pas les constructions fantasmatiques qu'elle déplie comme tentative de cerner un réel qui lui échappe. Comme il échappe à chacun.

Ainsi, si Cécile évoque le fait qu'elle ait été tapée, et ce après déjà bien des mois de suivi, elle n'évoque jamais pour elle-même la question sexuelle, alors même qu'elle ne cesse de la mettre en scène dans la réalité en se disant victime d'adultes autour d'elle, au point de mobiliser la machine policière, qui prouvera qu'il n'en était rien. Confusion de langue entre la langue opérationnelle, qui viendrait décrire, objectiver une réalité présente, et la langue inconsciente, qui tente d'élaborer autour d'un irreprésentable.

Freud le montre bien dans l'analyse du fantasme « un enfant est battu »[12] ; le temps qu'il nomme « je suis battu par mon père » est un énoncé qui ne vient jamais, il est reconstruit par et dans l'analyse. Du réel échappe à la mortification par le symbolique et cette jouissance là n'est pas du côté du plus de jouir, elle ne peut pas être assumée par le sujet.

Cécile met en scène des histoires de mère terrifiante, féroce, d'enfant ayant plaisir à être puni, plaisir à la douleur. Parfois, s'appuyant sur des supports identificatoires des mères substitutives, elle tente des engagements du côté de la bonne

---

12 S. Freud (1919), Un enfant est battu, in *Résultats, idées, problèmes*, Tome 1, Paris : PUF, 1998.

mère mais cela glisse, elle ne parvient pas longtemps à s'y accrocher.

C'est une relation difficile, Cécile m'impose des scénarii auxquels j'aimerai me soustraire, en particulier lorsqu'elle cherche à se faire ma victime... La figure masculine est rarement présente dans ses histoires, en particulier au début et lorsqu'elle l'est, il s'agit du père absent, parce qu'il est au travail, ou ailleurs...

Le père absent. Dans ce tissage de liens, de constructions au fil des synthèses à un rythme exceptionnellement soutenu, s'entend sans doute quelque chose d'un nécessaire appel au père, lui-même ignorant longtemps l'histoire de sa fille.

L'arrivée d'un nouveau professionnel des services sociaux, et la reprise du dossier, mais aussi sans doute, me semble-t-il, une autre écoute des échanges autour de cette grande tablée, permet un constat jusqu'alors inaperçu : Les parents de Cécile étaient mariés au moment de sa naissance, elle est donc en droit de porter le nom de son père, bien que la mère l'ait déclarée sous son nom à elle.

Ce changement de nom est une étape très importante pour Cécile, et elle redit ce changement chaque fois qu'elle se lit ou s'entend inscrite sous son ancien nom, celui de sa mère.

Cécile peut s'inscrire dans une nouvelle filiation, elle rencontre ses grands-parents paternels, sa demi-sœur, elle amène de plus en plus d'éléments de sa réalité présente dans les séances avec moi. Elle peut maintenant redire, parfois, de façon inattendue dans le fil d'une histoire, « ma mère m'a tapée ». Alors elle me regarde, comme si elle voulait voir ce que cela me fait, comment je réagis, puis elle reprend son histoire. Je suis incapable de dire quelle est l'expression de mon visage, sans doute y voit-elle de la surprise, moins pour le contenu que pour le moment où cela survient, et puis quoi ? Cherche-t-elle à savoir ce que je saurai de plus ?

Ce qui me ramène à la question : comment l'enfant élabore le traumatisme des intrusions sexuelles ? Comment elles se signifient pour lui ?

Bien sûr, la réponse ne peut se construire qu'au cas par cas, et c'est pourquoi il ne saurait y avoir une réponse globale. Néanmoins, nous pouvons revenir au petit texte de Ferenczi, dont je vais vous citer un passage :

« *Il est difficile de deviner quels sont le comportement et les sentiments des enfants à la suite de ces voies de faits. Leur premier mouvement serait le refus, la haine, le dégoût, une résistance violente : "Non, non, je ne veux pas, c'est trop fort, ça me fait mal, laisse-moi !" Ceci,* [...], *serait la réaction immédiate si celle-ci n'était pas inhibée par une peur intense. Les enfants se sentent physiquement et moralement sans défense, leur personnalité encore trop faible pour pouvoir protester, même en pensée, la force et l'autorité écrasante des adultes les rendent muets et peuvent même leur faire perdre conscience. Mais cette peur, quand elle atteint son point culminant, les oblige à se soumettre automatiquement à la volonté de l'agresseur, à deviner le moindre de ses désirs, à obéir en s'oubliant complètement et à s'identifier complètement à l'agresseur* ».

Ferenczi développe ensuite l'idée que l'identification à l'agresseur fait de la réalité extérieure une réalité psychique et que, par ce processus, l'enfant introjecte le sentiment de culpabilité de l'adulte. Il se constitue une sorte de clivage, l'enfant est à la fois innocent et coupable, et il n'a plus confiance dans le témoignage de ses propres sens. L'hypothèse de Ferenczi est donc que « *la personnalité encore faiblement développée réagit au brusque déplaisir, non pas par la défense, mais par l'identification anxieuse et l'introjection de celui qui la menace ou l'agresse* ».

Au fond, la définition sous jacente du traumatisme par Ferenczi est très proche de celle de Freud qui, dans l' « au-delà du principe de plaisir », le définit comme une effraction du pare excitation.

Cliniquement, les mises en scènes de Cécile montrent bien cette double partition entre l'agressé et l'agresseur. Pour autant, Freud a très bien montré le jeu de permutation des places dans la perversion, entre la position sadique et la position masochiste. Ce n'est donc pas un repérage suffisant pour argumenter d'une élaboration du traumatisme, mais si *a contrario*, cela ne l'exclut pas pour autant... Sans doute plutôt quelque chose de l'ordre de la contribution...

Les histoires de Cécile mettent très souvent en scène le vomissement des bébés et des animaux qui font pipi là où ils n'ont pas le droit et que, pour cela, elle punit. Très honnêtement, il m'a fallu du temps pour entendre là une construction métaphorique de ce qu'elle tente de reconstruire comme expérience pensable de l'expérience traumatique... Comme quoi, même avec sa propre pensée, la confusion de langue s'installe parfois.

Les images de ce qu'elle a vécu se précisent... mais elles ne peuvent s'articuler dans un scénario unique, c'est une construction en patchwork, des séquences qui se juxtaposent sans se rencontrer. Il y a clivage.

Il faudrait encore réfléchir la façon dont Cécile ramène la dimension sexuelle, sans jamais la nommer comme telle d'ailleurs, là où elle n'est pas attendue et où elle fait intrusion. Du clivage se repère donc entre le « être tapée » qui peut se mettre en mots, et le sexuel, ou plutôt ce qui est décodé comme tel par l'adulte, et qui est introduit dans la relation transférentielle sans se mettre en mots et sur un mode d'effraction. Cécile nous transmet quelque chose de l'horreur de son expérience traumatique dans la relation transférentielle.

Enfin, dans le travail de réflexion qu'a suscité cette écriture, je me suis demandé si nos rencontres si fréquentes et très investies, au cours desquelles chacun parle sa langue mais où nous sommes tous ensemble, n'avaient pas une fonction d'élaboration, au sens d'une construction de cordée permettant à l'un de s'appuyer sur la position des autres pour ne pas tomber dans la fascination horrifiée de l'intrusion sexuelle précoce, qui reste fondamentalement irreprésentable... une cordée ayant fonction de tiers pour sortir de l'identification imaginaire... la tentative de se représenter pour soi ce que cela a pu être pour elle... tentative en impasse. Impasse pour nous, impasse pour Cécile.

QUATRIÈME PARTIE

TRANSFERT, ALIÉNATIONS, ET APRÈS ?

Paradoxes, répétitions, épuisement : l'équipe face à l'impasse d'une prise en charge

Julie MARCHAND*
Christophe JOLY**

Notre propos s'inscrit dans le cadre d'un travail de réflexion mené en équipe pluridisciplinaire (comprenant infirmiers, aides-soignants, ASH, cadre, médecin référent, assistante sociale et psychologue) au sein d'une unité d'admission en secteur de psychiatrie adulte. Plusieurs rencontres ont été organisées pour évoquer la prise en charge de l'une des patientes du pavillon. Je m'attacherai ici à présenter, de manière chronologique, la forme du travail mené (plutôt que le fond), les points de butée et à en analyser le processus notamment concernant les enjeux transférentiels et contre-transférentiels sollicités au sein de l'équipe.

Point de départ

Quelques semaines après avoir pris mes fonctions, je me saisis d'un temps institutionnel alloué à la réflexion clinique pour proposer à l'équipe pluridisciplinaire une réflexion qui, en

---

* Psychologue clinicienne, Centre Hospitalier Léon-Jean GRÉGORY de THUIR.
** Infirmier.

professionnelle débutante, m'interroge tout particulièrement : la question des transmissions. La décision d'entreprendre ce travail collégial est alors motivée d'une part par mon insatisfaction face à la réunion dite « clinique » hebdomadaire qui ne permet pas, à mon sens, un véritable travail de fond à partir de la clinique auprès du patient ; d'autre part par mon souhait d'apporter quelque chose à l'équipe qui permettrait de m'inscrire dans la vie institutionnelle (avec probablement en sous-bassement le désir d'être à la hauteur du poste que l'on m'a attribué et de répondre aux attentes que je suppose). L'optique de pouvoir intervenir à cette journée d'étude – donc que ce travail ait un objectif concret, une adresse – a probablement encouragé et motivé l'équipe à me suivre dans ce projet tout en soutenant mon désir et celui des soignants dans la durée.

Lors des premières séances, il est vrai que je nage dans le flou. Ma question de départ étant très vague « qu'est-ce que la transmission et qu'est-ce que le travail en équipe ? », elle ne permet pas à tout un chacun de s'interroger sur une pratique concrète. Au fil des échanges, émerge malgré tout l'idée que les patients du pavillon ressentent les failles de l'équipe et de la transmission. Sujet délicat de par ma place dans l'institution. Est-ce la place de la psychologue dans l'institution que de travailler ce sujet avec l'équipe ? Cela ne relève-il pas plutôt d'une supervision extérieure ?

Recentrage de la réflexion sur une patiente en particulier

Face à ce constat que les patients pourraient ressentir les failles de l'équipe et de la transmission, les soignants évoquent spontanément leurs difficultés liées à la prise en charge de Mila. Mila est une patiente de 32 ans dont il a été diagnostiqué un trouble envahissant du développement (psychose infantile), et qui est hospitalisée dans le pavillon depuis une dizaine d'années. Toutes les tentatives d'orientation dans des structures spécialisées se sont avérées infructueuses du fait de ses crises clastiques.

La difficulté majeure exprimée par l'équipe est que, pour cette patiente, la finalité du soin est mise à mal. Il y a une entrave à l'accomplissement de leur tâche primaire dans la prise en charge de Mila. Or « *la tâche primaire de l'institution fonde sa raison d'être, sa finalité, la raison du lien qu'elle établit avec ses sujets : sans son accomplissement, elle ne peut survivre. Ainsi, la tâche primaire des institutions soignantes est de soigner* »[1]. Plus précisément, le soin au sein du pavillon consiste à juguler la crise, l'angoisse pour ensuite réfléchir et mettre en œuvre un projet de sorti ou une orientation vers une structure de soin extra-hospitalière qui assurera un accompagnement au long court. Pour Mila, le long court constitue l'actuel de la prise en charge ; l'angoisse et la crise persistent rendant impossible toute orientation vers une structure de soins appropriée. La prise en charge devient intemporelle en miroir avec son fonctionnement psychique. Il y a un télescopage de deux temporalités : l'aigu et le chronique. Le soin ne produit donc pas l'effet attendu. Face à l'échec dans la réalisation de la tâche primaire, les soignants ne peuvent se reconnaître comme « bons soignants » les renvoyant à une défaillance narcissique.

Parallèlement, l'équipe repère que cette patiente interpelle les uns et les autres au quotidien sur un mode plus moins agressif, plus ou moins affectif, en fonction de l'atmosphère du pavillon et de la sensibilité personnelle du soignant à qui elle s'adresse. Or, ce repérage d'une singularité dans la relation intersubjective ne fait pas l'objet d'une transmission ni en réunion clinique, ni dans les transmissions ciblées. Une infirmière explique qu'il « *n'est plus besoin de se le dire parce qu'on le sait* ». Il y a donc là un gel de la transmission, un processus de déliaison à l'œuvre. Parallèlement, la répétition et l'angoisse auxquelles elle est confrontée et auxquelles elle nous confronte retentissent en affects forts et insensés au sein de

---

1 René Kaës et *al.*, *L'institution et les institutions, études psychanalytiques*, Paris : Dunod, 2003, p. 41.

l'équipe à l'image des patients dans le coma du fait de l'immobilisme. Le fantasme de mort psychique est là clairement énoncé et renforcé par la réduction du travail de liaison au sein de l'équipe.

> *La difficulté des soignants de parler des malades ou de les laisser parler est non seulement liée à leur défense contre toute blessure narcissique possible mais à la présence insistante, déjà notée, du fantasme de la mort physique et psychique*[2].

Le profil atypique de Mila au sein de l'unité attire mon attention et mon intérêt. L'impasse ressentie, l'immobilisme ambiant et les failles/manques auxquels elle renvoie l'équipe, suscitent aussi probablement ma propre aspiration inconsciente à la réparation tant du côté de l'équipe que de Mila. Le choix de centrer la réflexion sur une patiente qui pose cette question même de la transmission, de par sa pathologie, n'est sûrement pas innocent. Je propose donc à l'équipe de poursuivre notre réflexion sur la particularité de cette prise en charge afin d'avoir un fil conducteur susceptible de mobiliser l'investissement de l'équipe.

Le travail d'anamnèse

Cette séance de travail est l'occasion de revenir sur les éléments d'anamnèse de Mila à partir d'une synthèse qui avait été rédigée quelques mois auparavant. Je constate que ce premier temps a pour effet de réinscrire la patiente dans une histoire face à l'intemporalité. Déjà, apparaît une possibilité de créer des liens et de donner du sens à l'actuel de la prise en charge. Cette étape est d'autant plus nécessaire que de nouveaux soignants viennent d'intégrer l'équipe. Les « anciens » peuvent ainsi transmettre et véhiculer l'histoire, l'héritage, de Mila aux « nouveaux », et peut-être aussi par là

---

2 *Ibid.*, p. 87.

même l'histoire de l'unité. « *Elle a grandi avec le service* » explique sa psychiatre.

Le questionnaire

Nous décidons collectivement de créer un questionnaire, à partir des interrogations soulevées au départ. Il a pour but de permettre à chaque soignant de se prononcer sur ses ressentis face à la problématique de Mila, de témoigner singulièrement d'une posture professionnelle et de sa conception du soin avec elle.

Cet outil permet de se baser sur un support palpable, concret, d'inscrire le travail dans l'action de « remplir » un questionnaire. Peut-être est-ce là défensif, l'outil intervenant comme moyen de remplir un vide de mots et un vide de pensées en lien direct avec la problématique de Mila. Peut-être aussi pour compenser l'idée que « tout » aurait déjà été dit lors de la séance sur l'anamnèse. Le questionnaire est aussi une manière d'éviter un discours unique au sein de l'équipe. Il semble plus facile d'exprimer ses propres ressentis, sa différence, sa divergence, hors du contexte groupal.

Le recueil des données du questionnaire nous permet de dégager deux constantes :

– Face à la présentation infantile de Mila, les postures maternelles ou parentales sont sollicitées chez les soignants tant dans leur dimension affective qu'éducative.

– Les représentations concernant la prise en charge de Mila ont une valence négative.

Les divergences, elles, apparaissent autour de la question du travail avec la famille qui noue l'impasse de la prise en charge.

La problématique familiale

Mila est au centre du conflit entre son père et sa mère, et son comportement est souvent le baromètre des tensions existantes. Elle est accueillie les week-ends de permission chez sa grand-mère paternelle où elle est « abreuvée » de discours négatifs sur la qualité du soin au sein de l'unité qu'elle restitue à l'équipe sans aucun filtre renforçant probablement la défaillance narcissique précitée. « *Nous ne sommes pas de bons soignants et c'est bien ce que nous renvoie Mila quand elle nous rapporte les propos de sa grand-mère* ».

L'aspect paradoxal et sidérant des injonctions familiales (« *Prenez-en soin même si vous êtes incapables de la soigner* ») entraîneraient-elles une difficulté à penser le soin et à accéder à une perception subjectivée et subjectivante de la patiente ? Ce point de butée empêcherait-il l'accès à un discours sur la patiente elle-même ? La fixation sur les aspects négatifs et néfastes de la famille assurait-elle tacitement une fonction de défense collective contre la défaillance narcissique ? « *Si nous ne parvenons pas à guérir Mila, c'est bien à cause de sa famille qui est pathogène et non pas de notre propre incapacité puisque la famille met en échec toutes nos tentatives de réalisation de notre tâche primaire* ».

La question centrale qui anime le débat est la suivante : doit-on maintenir le lien avec la famille ou poser un acte radical séparateur qui aurait pour but de permettre à Mila d'exister en tant que sujet ? Un infirmier propose par exemple : « *Face à la problématique familiale, je crois qu'il faudrait être ferme et les renvoyer à leurs responsabilités. Une idée ? Obliger les parents et la grand-mère à des rendez-vous familiaux* […] *sinon, ils récupèrent Mila et s'en débrouillent... Ou faire une HDT et intervenir avec un éloignement familial* ». Ne nous retrouvons-nous pas là en train de rejouer le conflit familial, de nous saisir nous aussi de Mila comme objet de pouvoir face au constat de notre incapacité et de nos manques ? Notre attention n'était-elle pas là déviée, décrochée de notre sujet de réflexion ?

Face à la faille narcissique, au constat que nous ne pouvons nous reconnaître comme « bon soignant » il se produirait un contre-investissement défensif sur la question de la problématique familiale. Soigner reviendrait à intervenir sur le lien familial qui occupe d'ailleurs nos pensées et notre réflexion. Le point d'effraction (c'est-à-dire de la faille ouverte et à laquelle est confrontée répétitivement l'équipe soignante à travers le discours disqualifiant de la grand-mère) trouverait ainsi une issue réduisant l'intensité de la blessure. Ce contre-investissement massif, assurerait une fonction protectrice garantissant la sauvegarde du narcissisme soignant au détriment d'un travail d'élaboration du soin et d'un discours centré sur Mila ?[3] Cette fixation à côté du point d'effraction contribuerait-elle à maintenir l'aliénation de l'équipe et de la patiente ?

Ce n'est qu'une fois cette problématique familiale dégagée et « digérée » par l'équipe pluridisciplinaire qu'a pu émerger la spécificité de la patiente en tant que sujet du soin au sein de l'unité. « *Mila à la piscine, elle* ***est*** *Mila* » explique une aide-soignante. Le soin prodigué lui permet « d'être », d'exister. À côté de la crise, de l'angoisse, de la répétition mortifère, du négatif existe une subjectivité du côté de la pulsion de vie.

Et après... ? Vers la mise en sens

La réflexion autour du projet de soin au sein de l'unité peut dès lors être initiée puisque la pratique a désormais un sens. Il s'agit bien, une fois le diagnostic conjecturé, d'engager un processus, d'envisager un ensemble de propositions afin de maintenir un esprit consciemment compétent pour la réalisation d'un soin. S'y repérer dans la structure. À l'alchimie de l'esprit, doit se joindre une qualité de mémoire comme axiome de l'innovation. Parmi les outils à la disposition du soignant, il semble qu'une architecture de concepts pose les règles pour faire vivre le traducteur. Dans ses demandes répétées de

3 L. Grimaud, « Tendances persécutives et dépressives dans l'équipe médico-sociale », *Praticable*, n° 72, 2001, pp. 44-49.

contention physique, Mila nous implore à pouvoir s'attacher à un bout de représentation, à cette part du même chez le soignant qui lui permet d'établir une distinction pour la fabrication d'un moi, élaborateur responsable de sa subjectivité. L'aliénation à une idée de l'autre, comme totalement étranger, absolument distinct, par crainte à trop d'identification, d'intégration de son pathos, conduit le personnel soignant vers la répétition, l'immobilisme, le déficit de créativité. Il est donc nécessaire de concevoir Mila à l'intérieur de chacun de nous, de ne pas s'en tenir à la négation de toute forme qui serait hors de notre compréhension puisque différente. Il s'agit bien pour nous, équipés des concepts fabriqués par nos prédécesseurs, de faire de même pour qu'éclose la distinction, de mettre au texte la ponctuation qui le particularise. Ainsi, par-delà nos failles, par-delà ces affects insensés, par-delà l'épuisement face aux crises de Mila, nous continuerons de bricoler du sens. Pour Shaw[4], l'information mesure la surprise d'une occurrence, d'une histoire dont il est impossible d'envisager le terme, mais qu'il faut continuer d'inventer, de tisser, dans la permanence, pour que tienne le vivant. Sans standard, mais pas sans principe…

---

4 http://www.mpiwg-berlin.mpg.de/staff/segal/thesis/thesehtm/chap9/ch9c/ch9ctxt.htm

De l'intérêt de se laisser enseigner ?

Delphine DEMAURE*

Que transmettons-nous à nos patients ? Et que nous enseignent-ils ?

C'est en lisant ce questionnement soulevé par l'argument de cette journée qu'a émergé en moi le désir de témoigner d'une rencontre singulière qui vient illustrer une manière dont peut s'articuler le rapport au savoir, pour chacun d'entre nous, dans la relation à l'autre. Et, si j'ai choisi de vous parler de ma rencontre avec Mme N'Guyen[1], c'est parce que dès les premiers entretiens, elle s'est présentée à moi comme une femme de savoir, ayant une expérience de vie dont elle souhaitait témoigner, se faisant alors porte-parole de tout un peuple opprimé.

Un sujet déprimé porte plainte

Mme N'Guyen demande à rencontrer une psychologue[2] car elle dit se sentir déprimée, elle se sent isolée et en difficulté

* Psychologue clinicienne, Service de pédopsychiatrie à Laval et Mayenne.
1 Le nom de la personne a été modifié de façon à respecter son anonymat.
2 J'intervenais, lors de cette rencontre, en tant que psychologue dans un service d'action sociale.

pour supporter sa situation actuelle. Elle est arrivée en France un an auparavant, elle a fui son pays d'origine car elle craignait les représailles du camp politique adverse au sien. Engagée politiquement depuis longtemps, elle avait déjà reçu des menaces par le passé et ne voulait pas prendre à nouveau le risque, ni pour elle, ni pour ses enfants et son mari, d'être la cible d'attaques. Elle avait alors fait le choix de réaliser les démarches nécessaires afin d'obtenir l'asile politique en France. À son arrivée en France, elle a emménagé chez son frère et a trouvé un emploi d'agent d'entretien.

En entretien, Mme N'Guyen exprime d'emblée la difficulté que représente pour elle le fait d'avoir à recourir à l'hospitalité de son frère et d'avoir à exercer un emploi pour lequel elle se considère surqualifiée. Elle dit également être gênée par l'éloignement de ses enfants qui sont restés au pays. Dans son discours, Mme N'Guyen est souvent revendicatrice ; elle se plaint de ses conditions de travail, de la lenteur administrative, de la difficulté qu'elle a à obtenir un logement, ou bien un visa pour aller voir ses enfants et son mari restés au pays. Mais son propos devient bien plus virulent encore lorsqu'il s'agit du pouvoir politique en place dans son pays d'origine et de l'abus de pouvoir des personnalités politiques occidentales. Elle leur reproche de ne pas agir en faveur du développement des pays africains et surtout de profiter de leurs ressources à des fins personnelles. Bien souvent dans ces échanges, elle m'a interpellé sur ma connaissance du sujet ainsi que sur ma part de responsabilité, indirectement, dans ces conflits. Elle a d'ailleurs cherché à plusieurs reprises à m'amener à me positionner en contradiction avec ce qu'elle pouvait énoncer. Aussi, pour pouvoir me dégager de la position dans laquelle elle me plaçait et afin de tenter de rendre possible pour elle un autre discours, je pris le parti de me montrer bienveillante à son égard, notamment, en témoignant de mon intérêt pour son histoire. Progressivement, l'agressivité dont je pouvais être la cible se retrouva localisée en la personne de son employeur, ce qui amena Mme N'Guyen à se confier davantage. Elle donnait le sentiment de devoir transmettre quelque chose de son histoire comme pour donner consistance à son existence, à un moment donné où, loin de son pays d'origine, elle ne s'y retrouvait plus. Je décidais de soutenir cette parole. Elle s'autorisa alors à parler de son enfance, de sa famille et toujours de l'histoire de son peuple.

L'analyste attentif à l'énonciation

Mais, pour ce qui était pour Mme N'Guyen d'accéder ensuite à la question qui l'animait ; là, il fallut que ce soit moi qui me laisse enseigner. Soit, que l'on me fasse savoir quelque chose de l'art de faire scansion. Et, c'est en travaillant en groupe un extrait des *Écrits* de Lacan : « Fonction et champ de la parole et du langage en psychanalyse » que je fis la rencontre, heureuse, de quelques-uns de ses énoncés. Dans ce texte, Lacan pointe le fait que l'on observe au fil des années, dans le monde de la psychanalyse, une certaine perte d'intérêt quant à la question des fonctions de la parole et du champ du langage au profit de la conceptualisation de la « *résistance de l'objet* ». Mais, pour lui, il ne s'agit là que d' « *un alibi du sujet* », (ici le psychanalyste), pour ne pas avoir à se poser la question cruciale des enjeux de son dire. En effet, pour Lacan :

> *La psychanalyse n'a qu'un médium : la parole du patient. Or toute parole appelle réponse. Il n'est de parole sans réponse, même si elle ne rencontre que le silence, pourvu qu'elle ait un auditeur, c'est là le cœur de sa fonction dans l'analyse. Mais si le psychanalyste ignore qu'il en va ainsi de la fonction de la parole, il n'en subira que plus fortement l'appel, et si c'est le vide qui d'abord s'y fait entendre, c'est en lui-même qu'il l'éprouvera et c'est au-delà de la parole qu'il cherchera une réalité qui comble ce vide*[3].

Le thérapeute pourrait, en effet, en arriver à analyser le comportement du sujet pour y trouver ce qu'il ne dit pas, ou

---

3 Jacques Lacan, « Fonction et champ de la parole et du langage en psychanalyse » (1953), in *Écrits*, Paris, Éd. du Seuil, 1966, pp. 247-248.

bien encore, se référer à des discours savants qui sauraient dire au sujet qui il est. Lacan indique d'ailleurs que cette posture défensive, finalement, elle vient surtout dire l'angoisse que l'on voudrait s'épargner : soit que la liberté du sujet que l'on reçoit est suspendue à la liberté de notre intervention.

Dès lors, cette déclaration me permit de prendre davantage la mesure de la valeur de l'énonciation. Non pas que je n'en savais rien jusque-là – au sens d'un savoir qui nous est transmis, tel que le savoir universitaire ; mais, je n'en savais tout de même pas grand-chose dans la mesure où je n'en avais pas réellement pris conscience. Je saisis que, quand bien même je me refusais de répondre aux sollicitations de Mme N'Guyen et m'abstenais de tout commentaire, cette position devait d'abord se soutenir d'un savoir, sous peine d'être vaine. Celui du principe, selon Lacan, que « *tout réel est rationnel* »[4] dans le sens où la position de l'analyste est « pure ». C'est-à-dire qu'elle est détachée de tout motif particulier (d'un point de vue fantasmatique), et que « *c'est au sujet qu'il appartient de retrouver sa mesure* ».

Autrement dit, pour que Mme N'Guyen puisse accéder à une forme de vraie parole, il fallait que je puisse lui renvoyer que sa parole contenait déjà sa réponse dans le fait même de son énonciation. Il fallait que je donne à sa parole sa ponctuation dialectique. Or, même si je prenais garde jusque-là à ne pas donner à Mme N'Guyen la réponse qu'elle attendait ; en ne m'autorisant pas à interrompre son discours sans tenir compte de sa trame, en ne posant pas un acte qui fasse scansion, comme par exemple, la suspension de la séance, je ne permettais pas, pour elle, la précipitation des moments concluants, la mise en suspend de ses certitudes. Finalement, je lui signifiais que sa parole vide, j'en étais tout de même un peu dupe et que je me méprenais sur son compte. Ce qui, bien sûr, l'encourageait depuis plusieurs séances à continuer à verser son flot de paroles avec parfois un retour de la plainte.

4 Jacques Lacan, *ibid.*, p. 309.

Le sujet d'une jouissance

La reconsidération de mes interventions auprès de Mme N'Guyen eut des effets. Au fil des rencontres, elle interrogea de plus en plus son comportement et chercha à y mettre du sens. Elle entendit davantage ce qu'elle disait et prit progressivement conscience de sa division. Dans l'après-coup, elle questionna, par exemple, les risques inconsidérés qu'elle faisait prendre à son mari et à ses enfants en continuant à soutenir, à distance, certains mouvements politiques de son pays. Elle pu dire sa souffrance d'être éloignée de ses proches et son désir de les voir venir en France, tout en prenant conscience que certains de ses agissements entravaient leurs démarches administratives pour venir la rejoindre. De la même manière, elle se rendit compte qu'elle s'était engagée auprès de l'association dont elle faisait partie, à aller le week-end à la rencontre de SDF pour leur apporter un soutien ; alors qu'elle savait que ses enfants et son mari devaient bientôt arriver en France et qu'ils auraient besoin qu'elle soit disponible.

Elle s'aperçut également avec effroi qu'il lui arrivait parfois de s'adresser aux femmes d'une autre ethnie que la sienne, de la manière dont justement, elle-même ne voulait pas être traitée. Elle se demanda alors si finalement elle n'avait pas tendance à chercher la confrontation avec celles-ci afin de mieux maintenir à distance ce qui, chez ces femmes, lui renvoyait ce qu'il y avait d'insupportable en elle. Enfin, elle s'interrogea sur sa façon singulière d'agir lorsqu'elle était face à une injustice. En effet, elle se retrouvait, une fois encore, à faire des démarches juridiques afin de rétablir, ce qu'elle nommait « la vérité » sur les raisons du non-renouvellement de son contrat par son employeur. Elle pu dire, concernant cet événement, ne pas avoir supporté la phrase : « *Faites bien ce que vous voulez* » prononcée par son employeur, et s'être sentie obligée, dès lors, de réagir, de riposter. Elle prit alors conscience qu'elle se mettait régulièrement dans des situations où elle se trouvait être la victime et où elle devait se défendre. Elle fit alors le lien avec son enfance et notamment sa relation avec ses deux frères aînés qui la chahutaient régulièrement. Pour se défendre, elle n'avait pas d'autre alternative, selon elle, que de pleurer, de pleurer très fort et longtemps jusqu'à ce qu'ils cessent d'eux-mêmes ou qu'un adulte intervienne. C'était finalement devenu sa manière de s'adresser à l'autre. Et c'est d'ailleurs la peur de perdre cette part de jouissance qui la fit hésiter à poursuivre sa démarche quand je lui fis part de mon départ et que je lui fis la proposition de l'orienter vers un psychanalyste. En témoignent les justifications qu'elle a pu donner alors. Outre ses convictions religieuses, elle évoqua sa crainte de ne plus être vraiment elle-même, de ne plus rester « *comme ça* ».

Mais, c'était sans compter sur la contingence qui peu de temps après cet échange amena Mme N'Guyen à consulter son médecin généraliste qui lui renvoya que ses douleurs multiples pouvaient être mises en lien avec ses diverses préoccupations. Ce discours, se référant au savoir médical, fit écho, pour Mme N'Guyen, à un passage aux urgences, peu de temps auparavant, où elle avait été amenée à rencontrer des infirmières psychiatriques appelées par les urgentistes au vu de son état d'agitation. Il lui avait été proposé alors un traitement et un suivi psychiatrique en ambulatoire. Cette double prise en compte du corps en souffrance, entendu comme lieu d'expression d'un conflit interne, ne fut pas sans effet puisqu'elle permit à Mme N'Guyen de reconsidérer son inscription dans une démarche analytique.

Lors de notre dernière rencontre, Mme N'Guyen tint à me faire part de la surprise qu'elle avait eue lorsqu'elle s'était aperçue qu'elle avait finalement réussi à prendre de la distance par rapport aux événements qui avaient lieu dans son pays, et ce, malgré une importante actualité. Elle se réjouissait de voir que le combat qu'elle avait mené dans son pays pendant si longtemps continuait mais que maintenant il ne lui paraissait plus indispensable qu'elle s'y consacre, car d'autres qu'elle pouvaient très bien s'en saisir.

Au terme de ce suivi, Mme N'Guyen avait finalement réussi à réordonner une part de son histoire, de sa vérité, à saisir un petit bout de sa jouissance et à acquérir un certain savoir sur les manifestations de son inconscient.

La responsabilité éthique

De mon côté, cette rencontre m'a permis de prendre la mesure de ce que Lacan nomme la « *responsabilité de l'analyste* », soit qu'à chaque fois que j'interviens, « *apparaît la fonction décisive de ma propre réponse et qui n'est pas seulement comme on le dit d'être reçue par le sujet comme approbation ou rejet de son discours, mais vraiment de le reconnaître ou de l'abolir comme sujet* »[5].

Quant au travail de réflexion que j'ai mené dans l'objectif de cette journée, il m'a amené à m'interroger davantage encore sur le sens que l'on peut donner à cet énoncé : « *se laisser enseigner* ». En effet, s'il est une chose que de se laisser enseigner par celui que l'on reçoit en entretien, il en est une autre que de rester éveillé, vigilant à ce qu'il dit. Et c'est ce qui m'a amené à mettre un point d'interrogation à mon titre, afin de continuer sans cesse à introduire, un questionnement, une suspension, un effet de surprise. Car, cela reste difficile de ne pas se laisser endormir par un discours rassurant, que cela soit celui d'un patient, d'un collègue ou bien d'un enseignant. Et ce n'est peut-être, finalement, qu'en ayant recours à des lieux qui font scansion, en quelque sorte, tels que la cure, la supervision, les groupes de travail, ou bien encore le travail de recherche, que l'on peut espérer se rendre suffisamment disponible pour pouvoir entendre le désir du sujet et son énonciation propre.

5 Jacques Lacan, *op. cit.*, p. 300.

Transmission en psychodrame avec des adolescents

Loïc PORTAIS*

L'adolescence est ce moment de la vie où le sujet va devoir savoir ce qu'il veut en faire. Quitter la contrainte confortable d'être dicté par l'Autre dans ses choix de vie, comme c'est le cas pour l'enfant qui n'a pas à s'inventer un futur, même s'il l'imagine, puisque ses parents le pensent pour lui. L'adolescence est la « sortie d'un temps sans équivoque »[1] et il y a chez beaucoup d'entre eux l'angoisse devant la page blanche d'une vie à construire ; l'inquiétude d'un avenir à inventer ou à créer. Les questions identitaires et la génitalité le bousculent peu ou prou et la question du « qui suis-je pour moi-même et pour les autres ? » peut générer une crise légère ou inaugurer un trouble grave.

L'enfance a permis de lier, acculturer ou sublimer la poussée pulsionnelle, quelles que soient ses interfaces, mise sous le boisseau à la sortie de la crise œdipienne, dans le meilleur des cas. La crise pubertaire vient rompre un équilibre et bouleverser la structure établie. L'adolescence entre par effraction dans la

---

* Psychologue, Centre de santé mentale angevin (CESAME), Sainte-Gemmes-sur-Loire.

1 D. Le Breton, « L'adolescence à risque », in Revue *Autrement*, Paris, 2002, p. 14.

vie de l'enfant et lui intime de faire face à un réel ou au sexuel qui reste à symboliser, et le déborde. Ce surgissement ne va pas sans angoisses qui prennent toutes les formes que nous repérons dans la clinique et qu'il est vain de vouloir nosographier trop vite car aussi variables qu'inorganisées, même si le travail diagnostique reste nécessaire.

Plans croisés

L'adolescent pourra opérer une transmutation symbolique de l'angoisse pubertaire s'il trouve des repères suffisamment clairs en termes de limite, d'idéal, de dynamisme familial, de distribution des places, de lisibilité intergénérationnelle… On sait que cela n'est bien sûr pas toujours le cas et c'est, par exemple, ce qu'illustre bien David Le Breton[2] quand il évoque le caractère ordalique de certaines prises de risque à l'adolescence, comme réponse au délitement socio-psychologique de leur environnement.

La notion d'environnement ou de contexte de vie reste essentielle à l'adolescence alors que nous pourrions croire que l'adolescent est bien en capacité de se débrouiller seul : c'est ce que traduisait, sans doute, cette attente d'une « demande » propre de l'adolescent pour engager une psychothérapie, au sens de ce qu'elle vaut chez l'adulte en terme de responsabilité assumée. Il semble d'ailleurs, à cet égard, que l'approche psychothérapique des adolescents ait beaucoup évolué ces quinze dernières années.

L'expérience montre, en effet, que bien qu'en arrière-plan les parents sont au premier plan. Au premier plan dans l'ici et maintenant des réponses qu'ils donnent à l'adolescent ou du discours qu'ils (lui) tiennent, et sur l'étayage duquel il peut aller explorer ou prendre des risques. En arrière-plan, car les imagos parentales, ou survivances imaginaires de figures parentales et schèmes relationnels, orientent et régulent ses conduites. Le psychodrame opère sur ces deux plans car il met en jeu

2 D. Le Breton, *Passions du risque*, Paris : Éd. Métailié, 1991.

l'actualité des relations et des agirs entre l'adolescent et les adultes, par référence constante à la qualité des imagos parentales. Le psychodrame est ainsi cadre possible d'évocation de ces figures de référence intrapsychiques et inconscientes, par le jeu de scène et par l'agir du discours, figures qui ont valeur d'étayage symbolique pour l'adolescent. Ainsi le psychodrame met en exergue ce qui se transmet dans la filiation par la théâtralisation du conflit, du défi et de la confrontation nécessaires à cet âge et que le parent doit contenir sans esprit de représailles, car « le fait même de contenir est une force »[3]. La dispute et la contestation sont, en effet, l'un des thèmes moteurs du psychodrame, par lesquels l'adolescent règle ses comptes et se raconte sa différenciation identifiante. « Si, dans le fantasme de l'enfant, il y a la mort, dans celui de l'adolescent, il y a le meurtre […] »[4] en ce que grandir équivaut à prendre la place des parents. De sorte que « la progression que l'enfant doit accomplir pour devenir adulte ne peut se faire qu'en passant par-dessus le cadavre d'un adulte »[5], progression ici mise en jeu dans un cadre d'élaboration contenante.

Le cadre

Le psychodrame est une technique intermédiaire, transitoire entre théâtre et fantasme et se donne pour objectif de « travailler sur les conditions pour qu'un espace psychique s'organise chez un patient, qui lui permette de retrouver un contact avec ses pensées et ses désirs, au-delà d'une intrusion possible d'autrui en raison du pouvoir de suggestion propre au transfert »[6]. La gestion du transfert est, en effet, particulière à cet âge et doit tenir compte à tout moment de l'état réel des relations de l'adolescent avec ses parents (ou réalité) et du fantasme qui

---

3 D. W. Winnicott, *Conversation ordinaires*, Paris : Éd. Folio, 2004, p. 241.
4 *Idem*, p. 228.
5 *Idem*, p. 229.
6 A. Gibeault, « Le malentendu de la répétition », in Revue *Adolescence*, Paris : Éd. Bayard, 1995, p. 47.

en donne à chacun d'eux une lecture et nourrit des agirs et *actings out*. L'adolescent peut aussi éprouver un sentiment d'intrusion et avoir l'impression de se soumettre à une figure d'autorité symbolique qui le « passive » et lui fait perdre une maîtrise relative, ceci redoublant ou accentuant l'éprouvé pubertaire d'effraction.

Le psychodrame permet donc une « progressive familiarisation du sujet avec ses productions psychiques et les conflits et les émotions dont elles sont porteuses »[7]. Familiarisation qui s'opère à partir de deux exigences fondamentales : prendre un rôle et le jouer afin d'entrer dans la peau d'un personnage et, ce faisant, favoriser l'ouverture à une spontanéité, « équivalent de l'association libre, qui peut surprendre le patient et lui révéler ses positions profondes »[8].

Le cadre technique suppose consultations et entretien préalables avec les co-thérapeutes, afin d'évaluer la nature des conflits du patient, les particularités de ses résistances et de son fonctionnement mental. Il peut être proposé un essai sur quelques séances. Les trois co-thérapeutes, que nous sommes, accueillent un groupe de six adolescents pendant une heure une fois par semaine, et se répartissent les rôles comme suit : le premier dirige la séance et le second joue (s'il est appelé à jouer) et inversement lors de la séance suivante, le troisième (psychologue stagiaire) observe, note et restitue en fin de séance ce qui lui semble important, ceci ayant à la fois valeur de conclusion, de relance ou d'ouverture. Les indications sont réévaluées en fin d'année scolaire, ou en cours d'année si nécessaire. Il arrive que l'un de nous s'invite exceptionnellement dans la consultation médicale pour brièvement rappeler le sujet aux règles du jeu, lorsqu'il ne les « entend » plus dans le temps groupal.

---

7 E. Kestemberg, P. Jeammet, *Le psychodrame psychanalytique*, Paris : PUF, 1987, p. 22.
8 *Id.*, p. 31.

Vignettes cliniques

C'est précisément ce que nous ferons avec Laurent[9] qui évoque, en réaction aux propos tout à fait irrespectueux qu'une adolescente du groupe tient sur sa mère, une mère qu'il faut respecter absolument, une mère intouchable, une mère exempte de toute marque de castration, une mère irréelle et non dialectisable. Laurent est placé au Centre de Placement Immédiat (CPI) après avoir abusé de sa sœur, ce dont il ne parle jamais, et vit loin d'une mère absente dans sa réalité. Il n'évoque jamais son père et insulte l'Institution ; il est en grande difficulté pour jouer les rôles d'adultes qu'il interprète sans consistance, comme ne pouvant s'appuyer sur des références imaginaires de base. Il exprime une sorte de conception théorique des figures parentales qui ne s'articule pas avec l'ici et maintenant de sa réalité quotidienne auprès des éducateurs qu'il mentionne assez peu. Il est en panne avec l'histoire et sa capacité de récit (pour décrire ce qui lui arrive par exemple) n'est pas installée. Capacité qui naît de l'appui que l'enfant trouve dans l'Autre ou le parent. Il « tient » néanmoins au psychodrame qui, sans doute, participe à la construction du moi ou du préconscient, et l'aide à tamiser ce qui lui vient de l'interne comme de l'externe. Le groupe représente pour Laurent un espace tantôt protecteur et accueillant, tantôt exigeant et limitant. Le psychodrame semble être pour lui un espace de construction identitaire en réponse aux carences de transmission d'assises structurelles ou symboliques.

Contrairement à Laurent, Marie, qui vit avec sa mère et sa petite sœur depuis le décès de son père, évoque une mère actuelle avec laquelle elle est en conflit ; elle évolue dans des conduites (d'opposition et de conflit) problématiques au collège et à la maison, non sans agirs transgressifs voire exhibitionnistes comme lorsqu'elle envoie par MMS une photo de son sexe. Pourtant la texture de l'idéal du moi, héritière du complexe d'Œdipe, est présente et agissante dans un jeu qu'elle

9 Prénoms d'emprunt.

déploie sur l'appui d'imagos structurantes et qui font aussi ressource ou moi auxiliaire pour le groupe. Marie a des histoires, beaucoup d'histoires de famille ou d'amis. La mise en scène, de l'actualité de ses questions et comportements, fait surgir des souvenirs d'enfance qui mettent en exergue des relations nourricières et étayantes. La théâtralisation, en séance, des conflits avec sa mère fera tiers pour enrayer leurs réactions en miroir. Par ce léger décalage, Marie reconnaîtra finalement en sa mère des attitudes éducatives bienveillantes ; Marie allant jusqu'à porter secours (un verre d'eau et l'appel au Conseiller Principal d'Éducation) à l'une des enseignantes qui « craque » en plein cours au lycée, scène qui sera jouée dans l'une des séances et qui divisera le groupe, maintenant ainsi une conflictualité externe promotrice de conflictualité interne nécessaire au travail de la pensée en séance.

Françoise, enfin, est reçue au CASIA[10] après une tentative de suicide qui a nécessité une première hospitalisation et des soins ambulatoires dans le sud de la France. La famille revient à Angers et Françoise est à nouveau hospitalisée au CHU pour colère clastique et boulimie. L'un des psychiatres de l'unité lui propose le psychodrame auquel elle va tout de suite adhérer. En écho des conflits quotidiens avec sa mère (le consultant nous précise qu'elle tyrannise ses parents), Françoise jouera, à plusieurs reprises, une relation trop complice voire incestuelle avec sa mère. Il est en effet joué, entre autres scènes, une mère qui fait la fille en sollicitant toujours l'avis de Françoise pour s'habiller, quand elle fait ses courses, inversant ainsi les rôles ; ses pairs ne manqueront pas de le lui pointer, ce qui lui permettra d'élaborer un certain nivellement des générations et de se détacher d'une emprise réciproque.

La transmission, entendue ici comme héritage par la construction d'imagos, s'actualise dans un jeu de scène qui lui donne une figurabilité. Le jeu scénique déborde ce que le discours annonce et génère son déploiement associatif, par lequel se lit ce qui est transmis à ces adolescents et ce qu'ils en

10 Centre d'Accueil et de Soins Intersectoriels pour Adolescents.

prennent au décours d'un processus de création ou d'invention d'eux-mêmes.

Le discours et l'interprétation scénique de Laurent nous montrent qu'il s'édifie à partir d'imagos parentales essentiellement imaginaires et dont l'assise symbolique intègre mal le réel (ou le sexuel adolescent) ; au surgissement du sexuel répondent des figures idéalisées et sans concrétude. Tout à l'inverse de Marie qui élabore de manière circulaire tant son désir (et l'interdit) que sa distanciation identifiante (devenir une jeune femme). Il en va de même pour Françoise en capacité de dialectiser réalité matérielle et réalité psychique du fait d'un accès certain à l'ordre symbolique. Il y a chez Marie et Françoise une disjonction possible entre vérité historique (ou réalité) et vérité narrative (ou fantasmatique) par l'activité du refoulement, alors que Laurent ne peut les articuler vraiment.

Conclusion

Le psychodrame est donc un espace de travail et de soin où s'explore la qualité du don symbolique parental. Don par lequel le parent honore plus ou moins une dette symbolique et qui va rendre l'adolescent redevable et inscrire en lui une dette de transmission par son accès à la personne. On le voit chez Marie qui se porte au secours de l'enseignante en faisant état au passage du métier qu'elle prépare « dans le sanitaire et social ».

En jouant avec l'agir qui donne corps à la parole dans le psychodrame, et en dialectisant discours et jeu de rôles, l'adolescent nous montre comment il s'invente adulte, en appui sur l'héritage de ce qui lui est transmis. Les scènes reprennent un déjà vécu qui se répète en s'altérant et l'adolescent s'introduit à la personne[11] ou au sujet en s'étayant sur l'héritage pour le transformer.

---

11 La personne se rapproche assez du sujet chez J. Gagnepain, mais souligne sa naissance véritable au social.

COMMUNICATION ÉCRITE

Les effets délétères d'un *a priori* diagnostic « défectologique » : la transmission traumatique dans la pratique d'une équipe soignante confrontée au handicap somatopsychique

Valérie BOUCHERAT-HUE*

« Entretiens-toi tranquille ou degage ! »

Éliane a 31 ans, et souffre depuis l'âge de 6 ans d'un asthme allergique corticodépendant et d'un asthme à l'effort d'origine cardiaque cliniquement sévères, imprévisibles, non stabilisés, engageant le risque létal depuis l'adolescence. Elle est fréquemment hospitalisée, et le service de pneumologie finit, de guerre lasse, par l'adresser à la psychiatrie de liaison car le bras de fer qu'elle a établi avec son équipe soignante est arrivé à un point de rupture tel qu' « on la passe sous silence » dans les réunions de synthèse. Éliane vient d'ailleurs de signer une décharge pour quitter l'hôpital contre avis médical, se mettant ainsi en grand danger vital. En outre, elle pratique l'automédication sauvage, ce que je suis tentée de concevoir,

* Maître de conférences en psychologie clinique et en psychopathologie à l'Université d'Angers, Attachée de psychothérapie à l'hôpital Sainte-Anne (CMME – Paris), Psychanalyste, membre de la Société Psychanalytique de Paris.

dans ce contexte à haut risque somatopsychique, comme un équivalent suicidaire…

La vie d'Éliane est aussi à l'image de son économie psychosomatique fortement malmenée : elle se caractérise par une profonde instabilité avec des investissements affectifs des plus chaotiques, et des relations superficielles, interchangeables. Il y a six mois, son asthme s'aggrave dangereusement après un départ en province au cours duquel Éliane a perdu ses quelques repères et amis. Elle évoque des conflits conjugaux accrus « jusqu'au point de non-retour » depuis qu'elle vit dans « son trou à rats », où elle cessera définitivement de travailler. Elle décrit un état qui évoque une dépression essentielle : un énervement croissant qui l'épuise considérablement sans qu'elle puisse « dégotter la force de sortir la tête du seau », bien que ses enfants « fassent tout pour la remettre au sol ». À propos de son enfance, elle ne voit pas ce qu'il y aurait à signaler. Ses modalités relationnelles trahissent une grande difficulté à éprouver des émotions et à s'identifier de manière authentique, ce que l'équipe repère comme un symptôme « alexithymique ».

L'entretien clinique « colle » avec les images de trouble de la mentalisation supposé dès la « lecture » du discours médical : Éliane établit une relation dont les détours hypomaniaques, à type de décharge sensorimotrice, évacuent une excitation peu négociable au plan psychique. Son discours, constitué de « mots-valise », est bricolé « au ras des gestes » sur un mode typiquement opératoire, comme en témoigne cette séquence : « *J'ai essayé de décortiquer les rapports entre la psycho et l'asthme, mais, bon... c'est que lors de mon divorce, les deux familles ont forcé la mécanique... J'ai comme le mauvais œil... Ils ont rivé les yeux sur moi. Pourtant, je me bouste, je suis popote... même si j'ai un côté soupe au lait. C'est vrai, quand je suis mal vissée, faut pas me chercher... Alors j'ai trop tiré sur la machine, j'ai les nerfs qui veulent plus... C'est le rapport que je vois : quand j'ai un coup de mou, ça se porte sur les bronches... Ça vous va ?* (Rires) ».

L'entretien me donne à penser que les tonalités projectives de la psyché sont ténues dans leur capacité d'élaboration défensive eu égard aux solutions caractérielles et comportementales qui orientent l'essentiel de l'économie psychosomatique. Certes, Éliane reproche à ses médecins de vouloir « vérifier » dans « son dos » qu'elle prend bien tous ses médicaments, mais ses interprétations projectives n'ont hélas pas la consistance suffisante pour organiser solidement le système de pensée contre les attaques somatiques récurrentes et désorganisantes qui semblent « écraser », du moins dans ses fonctionnalités actuelles, l'appareil psychique.

Du « traumatisme » d'équipe au diagnostic de « handicap psychique »

Les soignants sont pris dans une grande ambivalence au contact d'Éliane.

Ils ont le plus souvent le sentiment qu'aucun travail psychique n'est engagé chez leur patiente et se sentent à leur tour totalement sidérés par les tonalités les plus factuelles de son discours. Il m'est précisé qu'avec Éliane, « on a tout essayé » en matière de traitement, sans résultat tangible, et qu'« on n'a rien de neuf à lui proposer » pour entretenir l'espoir de stabiliser, dans un avenir proche, son état somatique. Le pronostic médical est donc particulièrement sombre et l'équipe se sent généralement « baisser les bras », avec une forte inquiétude…

D'un autre côté, depuis qu'un collègue psychiatre a proposé, pour « ranimer » l'équipe, un diagnostic d'appoint de « handicap psychique », l'asthme d'Éliane fut « reconsidéré » par ses soignants : on se mit à l'entrevoir comme possiblement « psychogène », parce qu'elle se plaint « avec perte et fracas » de douleurs et investit le service comme sa « résidence secondaire », ou plutôt comme « sa poubelle », c'est ce que me dit avec agacement son interne référent. On se remit donc à penser autour du « cas » Éliane ! ... Les médecins parlent de « facteurs d'angoisse » aggravant son asthme et c'est une des raisons pour lesquelles l'examen psychologique m'est demandé.

Après avoir décidé de « ne plus voir » cette patiente qui met en échec ses soignants, il s'agirait, dans un mouvement de culpabilité/réparation, de « voir » si « quelque chose de psy » (sic) peut être entrepris avec elle... Le diagnostic de « handicap psychique » remobilise transitoirement l'équipe.

Mon contre-transfert institutionnel est également « tiraillé »...

Tantôt je partage, en seconde oreille, les représentations que les soignants se font de la psyché de cette patiente qui met rudement à l'épreuve leur(s) résistance(s) : Éliane me paraît cruellement carencée au plan mental ; si l'angoisse ne fait aucun doute et apparaît même massive, elle semble se déverser généralement « en marge » de l'appareil psychique. Je me saisis malgré tout de cette demande de bilan formulée par l'allergologue traitant afin d'évaluer les franges mentales à partir desquelles tenter d'accrocher, le cas échéant, un projet de soutien psychologique, éventuellement médiatisé par une activité à visée thérapeutique.

Tantôt le pronostic somatopsychique me pose malgré tout question chez cette femme encore jeune qui semble « se maintenir » pour l'essentiel dans une économie de l'agir. Mon hypothèse est que cette dernière lui sert quand même de bastion défensif minimal, de maigres ressources psychosomatiques qu'il faudrait consolider dans le temps nécessaire à la remise en route du travail psychique. Par conséquent, je compte prendre appui sur l'examen psychologique que j'ai accepté de faire passer à Éliane pour traduire à l'équipe la nécessité de maintenir à la fois son investissement libidinal et sa résistance aux violences « actées » qui me paraissent participer aux conditions de survie de cette patiente.

En contrepoint de ses ressentiments pour ses médecins traitants, Éliane s'est engouffrée dans l'opportunité d'un bilan psychologique comme occasion de faire entendre sa plainte que le psychiatre avait qualifiée « d'hypocondriaque ». Cette dernière pourrait d'ailleurs être conçue comme une tentative de reprise pré-mentalisée de ce qui s'inscrit inéluctablement, au fil des années, dans l'organicité d'un corps réel violenté.

Autrement dit, *le « handicap psychique » chez Éliane pourrait venir au secours du trauma somatopsychique…*

À l'examen psychologique, un potentiel passé inaperçu

Éliane est gravement affaiblie sur le plan physique, comme très fatigable au plan psychique, c'est pourquoi je m'en suis tenue à une Figure Complexe de Rey pour ses apports cognitivo-cliniques, et à deux épreuves projectives complémentaires. La Figure de Rey et le TAT d'Éliane traduisent fidèlement les troubles de la mentalisation tels qu'ils apparaissent dans la clinique des entretiens.

Précisons néanmoins que la *Figure de Rey* d'Éliane montre la possibilité de maintenir des enveloppes psychiques plus contenantes que je l'avais anticipé, même si leur surinvestissement défensif permet d'en imaginer les défaillances sous-jacentes.

Quant au *TAT*, il confirme que les somatisations, liées à la précarité du préconscient et des capacités de retenue psychique, sont à entendre comme des voies de décharge. La relation caractérielle agie aux objets externes représente, actuellement, le seul point de contre-investissement efficace de la désorganisation psychosomatique.

Le Rorschach, en revanche, est le test qui révèle le mieux les potentialités psychiques d'Éliane. Son protocole est restrictif sur un versant adaptatif, en lien avec les contenus manifestes du matériel perceptif, la production n'y est pas pour autant, comme on aurait pu s'y attendre, coupée des résonances fantasmatiques appelées par les sollicitations latentes en attente d'aménagement projectif. Contre toute attente, le Rorschach met en évidence une mince couverture « hystéro-narcissique ». Il semble que la dimension non figurative du matériel, en même temps qu'elle a favorisé une stase narcissique, a introduit une distance minimale aux sollicitations relationnelles qui a permis de différer, par moments, la confrontation frontale aux conflits pulsionnels comme de traduire des fantasmatiques et des sensations primaires. Cependant, la reprise ponctuelle de la symbolisation ne permet pas pour autant à l'appareil psychique de prendre en charge le traitement des conflits pulsionnels par le biais de la représentation. De plus, aucun aménagement ne permet de contenir durablement la charge désorganisante des motions pulsionnelles, qu'il s'agisse des défenses mentales ou des paliers d'inhibition caractéro-comportementaux, du fait de la fragilité des mécanismes de contrôle comme les paliers de fixation anale.

Si, en l'état actuel des choses, le pronostic somatique d'Éliane reste inquiétant, il faut néanmoins insister sur les limites d'une approche exclusivement centrée sur la défaite de la mentalisation qui ne reflète pas toujours le potentiel intellectuel, mais seulement l'efficience, et n'apporte aucune information sur la structure ni sur la qualité de l'organisation de la pensée. Or, que ce soit dans le cadre du handicap mental ou des organisations psychosomatiques, c'est bien aussi dans le dégagement de ce potentiel créatif et cognitif, même fragile, que le psychologue clinicien apporte un « plus » avec ses outils professionnels spécifiques comme les épreuves projectives. Le Rorschach notamment peut compléter utilement, on le voit pour Éliane, les entretiens cliniques quand le psychologue y est formé.

De ce qui se transmet au patient et à l'équipe...

Avec Éliane, la restitution de l'examen psychologique a servi à mettre des mots sur sa quête d'étayage accrue par sa plongée dépressive. J'ai repris ce qu'elle avait évoqué avec tant de justesse au cours du bilan, à savoir son sentiment d'être « au ras bord de la rupture », d'avoir « trop tiré sur la corde jusqu'à la déprime noire de chez noir ». Voulant « colmater les brèches », elle s'est saisie avec soulagement de l'indication de psychothérapie psychanalytique de relaxation qui allait lui permettre de faire entendre son corps autrement

Avec l'allergologue référent, la restitution fut orale et orientée vers la dédramatisation des rejets de la patiente en en montrant la valeur économique et en valorisant les fonctions de contention et de liaison tenues, à son insu, par l'équipe médicale. Le chef de clinique a souhaité qu'un compte rendu écrit soit laissé au dossier. Nous avons pensé que celui-ci, à condition d'être « aménagé » pour rester dans les limites déontologiques de notre profession, pourrait venir « faire trace » aux moments d'angoisse collective suscitée par le risque létal.

Pour soutenir le travail de l'équipe avec cette patiente difficile, il fut utile d'élaborer le « matériau d'*acting* » qui avait circulé dans l'institution, tantôt en miroir, – si ce n'est en « mouroir » –, tantôt en contrepoint du fonctionnement psychosomatique « heurté » d'Éliane.

Sa fracture de mentalisation avait créé chez ses soignants une représentation collective à la fois traumatique et traumatogène qui avait pris le statut d'une « position idéologique fétichisée » pour venir geler les blessures d'impuissance. Outre ses effets aliénants, l'idéologie du signifiant « alexithymie », en dépit de sa charge mortifère, servait à éponger l'épreuve de débordement suscitée dans l'équipe comme chez Éliane par la vidange hémorragique de cette dernière, en réalisant, dans le même coup, un véritable traumatisme actuel mettant tout le monde à feu et à sang. Le risque réel de mort imminente de cette patiente vécue comme « totalement inconsciente » par ses soignants conduisait, dans la psyché groupale, à un brouillage entre les registres de la perception et du fantasme. Ce « collapsus topique » avait pour effet de provoquer l'urgence à évacuer à plusieurs la charge émotionnelle toxique qui ne pouvait se métaboliser. L'équipe n'avait d'autre issue que de se transmettre, par diffusion, la sensation terrifiante que suscitait le contact brutal avec Éliane, afin de chercher des points d'arrêt aux attaques violentes des enveloppes corporelles de l'institution. Les soignants d'Éliane étaient en quête d'une mise en forme en provenance d'un « tiers-dehors » qui puisse faire « tiers-dedans », c'est-à-dire faire office, au niveau groupal, de double limite.

Quand l'étiquette *handicap* vient figurer le trauma…

Malgré ses effets de stigmatisation, l'étiquette provisoire de « handicap psychique » est venue à point nommé occuper cette place transitionnelle, cette posture intermédiaire que j'appelle la fonction de « métaphore de travail », permettant à l'équipe de se remettre en chemin vers la mobilisation psychique par le vecteur de l'associativité préconsciente. En l'espèce, cette entreprise de sauvetage de la psyché groupale par subjectivation du trauma a opéré en déplacement d'un signifiant (alexithymie) à un autre : handicap (psychique) et son cortège de représentations. Il s'agissait de redonner du « jeu à penser » afin de maîtriser la catastrophe interne par la création de symptômes certes peu élaborés, car répliquant les conditions de survenue du trauma, mais situés dans le registre d'une production mentalement revitalisée.

Dans un premier temps, la reprise de la symbolisation dans l'équipe a fait basculer le risque d'effraction corporelle vers le plan de la désorganisation psychique, de manière à engager le passage progressif de l'activation du « *trauma* » à son mantèlement en « *traumatisme* ». Ce passage fut assuré par la charnière élaboratrice que représente ce qu'on peut nommer le « *traumatique* », cette actualisation économique d'un fonctionnement « à empreinte traumatique ». C'est ce qu'on retrouve dans les phases de névrose traumatique qui sont chargées de pallier les réouvertures du trauma infantile, avant que sa prise en charge fantasmatique par une théorisation sexuelle originaire susceptible de jouer comme pivot réorganisateur de la psyché soit possible. En l'occurrence, le diagnostic de « handicap psychique », tout en répétant le trauma infantile d'Éliane, celui d'avoir été carencée dans son lien précoce à l'objet primordial, est venu colmater les effets catastrophiques de ces zones de non-inscription psychique dans l'appareil à penser de l'équipe. Des éprouvés épouvantables, incorporés par la psyché groupale ont été contenus dans cette enveloppe verbale diagnostique qui a servi de point de butée anti-traumatique, engageant une sorte de lutte contre l'effroi par une terreur de moindre envergure parce qu'elle était identifiable. Le signal de détresse, en écho, des soignants, comme paradigme de l'angoisse automatique du nourrisson lâché qui vagissait dans la manière d'être là d'Éliane, a pu être « accueilli » par le service de psychiatrie de liaison dans sa fonction de remise en circulation dans le collectif des mouvements psychiques libidinaux, pour un temps captés, détournés et subvertis par les effets du trauma. La relance de l'intersubjectivité groupale, favorisant un réaménagement de l'appareil psychique collectif, a assuré « une fonction miroir » propice à la perlaboration du traumatisme.

Au-delà du traitement intrapsychique du trauma, le processus groupal permet d'élucider certaines modalités de liens et d'alliances pathologiques dans lesquelles le registre du trans-subjectif se pervertit et n'apporte plus d'entrejeu. C'est cette élucidation des pactes narcissiques et des formations idéologiques immobilisés dans les pratiques par les contraintes défensives des groupes qui participe à relancer les fonctions soignantes de l'institution, ces nourrissages dont des patients comme Éliane ont besoin pour survivre.

CONFÉRENCE CONCLUSIVE

D'une pratique à l'autre : la Parole[1] qui soigne...

Nicolas BIORET*

En guise d'introduction, il m'apparaît avant tout nécessaire d'expliciter brièvement ce qu'il en est d'une position somme toute singulière, dans le contexte de cette journée autour de la transmission des pratiques soignantes. Si j'ai occupé pendant presque une dizaine d'années la fonction de psychologue au sein de cet hôpital, c'est surtout à partir de ma position actuelle d'apprenti au pastorat que je parlerai, certes dans la continuité avec la précédente. C'est au cours des études universitaires que ma trajectoire personnelle aura croisé celle de la foi chrétienne dans son expression protestante évangélique et afin que vous puissiez mieux entendre d'où je parle, je me permettrai un rapide rappel historique au sujet de l'Église à partir de la Réforme protestante[2].

---

* Psychologue clinicien (en disponibilité) du Centre de Santé Mentale de Sainte Gemmes-sur-Loire, étudiant à l'Institut Biblique et Théologique d'Orvin (Suisse) et apprenti au pastorat.

1 Le lecteur y lira *Parole* avec un grand « P ».

2 Un tel saut dans le temps appelle un bref résumé de l'histoire de l'Église depuis ses débuts : annoncée par le Christ dans l'Évangile de Matthieu (16,18), elle prend naissance à partir de la Pentecôte, après l'ascension de Jésus-Christ et la descente du Saint-Esprit sur les disciples restés à Jérusalem (cf. le *Livre des Actes* dans la Bible). Se consolidant par la mise à l'écrit de son enseignement, le christianisme se propage alors de manière fulgurante dans un contexte de persécution, jusqu'à devenir finalement religion d'état en 313 sous Constantin. À partir de là, elle se structure dogmatiquement autour

Sola Scriptura

La Réforme est enclenchée par l'Anglais Wyclif et le Tchèque Jean Huss, qui, dans le contexte des ravages de la peste noire, alors conçue comme un châtiment à l'encontre de la chrétienté décadente, revendiquent la réforme de l'Église et l'accès à la Bible. Elle se précipite avec le moine augustin Luther qui redécouvre dans l'épître de Paul aux Romains la justification par la foi et non par les œuvres[3]. Cette profonde conviction se concrétise en 1519 par son acte d'afficher ses 95 thèses à la porte de l'église de Wittenberg en réaction à la pratique des « indulgences », qui consistaient pour le croyant à régler à l'Église son accès au ciel en espèces sonnantes et trébuchantes[4]. La réforme luthérienne gagne par la suite l'Europe du Nord. En Suisse, elle est notamment assurée par Farel, soutenu par le Français Jean Calvin, ce dernier se réfugiant à Genève en 1534. En résumé, en plus de la justification par la foi, la Réforme protestante mettra l'accent sur le sacerdoce universel des croyants et l'autorité seule de l'Écriture : *Sola Scriptura*[5]. Après des scissions au sein du protestantisme naissant, divers mouvements chrétiens naissent, en particulier l'anabaptisme qui revendique la séparation de

---

de l'identité à la fois humaine et divine du Christ et s'engage non plus seulement sur le terrain spirituel mais aussi temporel en devenant un pouvoir politique. Le lecteur désireux d'approfondir l'histoire de l'Église pourra se référer à de nombreux ouvrages sur ce thème. Nous conseillons celui de Jean Anderfuhren, *Panorama de l'histoire de l'Église – un regard protestant*, Éditions Saint-Augustin, Saint-Maurice, 2000, apprécié pour une œuvre d'historien non partisane au sens confessionnel ! Pour un survol, il suffira par exemple du récapitulatif de Eddy Nisus, *Petite histoire de l'Église – les grandes étapes du christianisme*, Paris : Croire-publications, 2010.

3 Selon l'Épître de Paul aux Romains, chapitre 1 verset 17 : *Le juste vivra par la foi*, c'est-à-dire que, selon la théologie protestante, ce n'est pas ce que je fais qui rétablit ma relation avec Dieu mais essentiellement de croire que Jésus-Christ est mort à ma place et ressuscité.

4 C'est la promulgation par le pape Léon X d'une indulgence destinée à amasser l'argent nécessaire à la reconstruction de la basilique de Saint-Pierre à Rome qui mettra le feu aux poudres.

5 La devise protestante en son entier est ainsi rendue en latin : *Sola Scriptura, Sola Fide, Sola Gracia, Soli Deo Gloria.*

l'Église et de l'État et souhaite réserver le sacrement du baptême aux adultes. Il se développe surtout en Angleterre et aux États-Unis, les chrétiens anabaptistes étant désireux de vivre leur foi dans la liberté, compromise alors par l'Église Anglicane[6]. Suivent d'autres mouvements, notamment ceux traversés par des réveils religieux aux XVIIIe et XIXe siècles. Ces réveils sont caractérisés par une ferveur renouvelée et un retour à l'Écriture biblique. Les églises évangéliques en sont l'aboutissement actuel.

Voici donc, esquissée, cette histoire humaine faite de ruptures et de transmissions et dont le point de désarticulation et d'articulation m'apparaît autour d'une seule et même chose : la place accordée à la Bible par rapport aux traditions humaines ajoutées à la pratique religieuse[7].

---

6 Cette dernière résulte d'une séparation d'avec l'Église Catholique Romaine suite au conflit entre le pape Clément VII et le roi d'Angleterre Henri III. Théologiquement protestante, son cadre ecclésiastique reste catholique romain. De son côté, le catholicisme poursuit son propre chemin, notamment avec la Contre-réforme, affirmant ses propres dogmes et construisant « *face à une religion de la parole, une religion du geste et du sacrement* » selon Pierre Chaunu, cité par Eddy Nisus, *Petite histoire de l'Église – les grandes étapes du christianisme*, Paris : Croire-publications, 2010, p. 91.

7 C'est ce qu'est venu reprocher Jésus aux Pharisiens, courant judaïque le plus influent à son époque et dont il était le plus proche doctrinalement. Ces derniers voulaient tant éviter de transgresser la Loi mosaïque qu'ils la redoublaient par leur tradition orale. Ils finissaient par en devenir hypocrites et par s'éloigner de l'esprit de la Torah, du cœur de Dieu en tant que Père, tant ils s'attachaient à la lettre. « *Ainsi, vous avez annulé la parole de Dieu au profit de votre tradition* », leur lance Jésus (*Évangile de Matthieu*, 15,6) quand, par exemple, ils se refusent à assister matériellement leurs parents, sous prétexte d'une offrande à Dieu, alors que le Décalogue appelle à les honorer. Nous pouvons aujourd'hui retrouver ce comportement « religieux », dans le sens d'un besoin de maîtrise si absolu que nous en oublions l'être. Dans le champ de la santé par exemple, n'est-ce pas ce qui se passe lorsqu'une logique protocolaire vient au premier plan ?

De la parole à la Parole... à la parole !

Pour ma part, c'est justement la rencontre avec le texte biblique[8], dans sa prétention à être Parole de Dieu – soufflée par Son Esprit aux auteurs bibliques pour être révélée à l'humanité – qui a été le point de départ de ce qui me conduit aujourd'hui d'une pratique de la parole à une pratique de la Parole. Qu'est-ce qui relie l'une à l'autre ? C'est à ce point que je vous propose de rejoindre le thème de cette journée en posant la *parole*, en ce qu'elle est le propre de l'être humain, comme étant ce qui fait cette jonction : la parole comme agent du soin, que ce soit du côté de l'usage des mots, comme d'un comportement soignant, de l'administration d'un médicament, bref le dispositif de soin dans ses détails comme dans sa structure générale, si vous me permettez cette acception.

Dans le soin à l'autre, la parole vaut, donc. Les mots impactent : ils peuvent libérer, autoriser, soulager, mais aussi brutaliser, lester, enfermer, tuer. Une parole peut transmettre la vie ou la mort, selon ce que j'émets, selon ce que je reçois. Cet impact de la parole, l'épître de Jacques le décrit avec force, qualifiant la *langue*, *γλοσσα*, en ces termes :

> « *Voyez comme il faut peu de feu pour faire flamber une forêt ! La langue aussi est un feu* [...] *nul ne peut la dompter : fléau fluctuant, plein d'un poison mortel ! Avec elle nous bénissons le Seigneur et Père ; avec elle aussi nous maudissons les hommes, qui sont à l'image de Dieu ; de la même bouche sortent bénédiction et malédiction* »[9].

De même, Salomon écrit dans plusieurs proverbes des Livres poétiques de l'Ancienne Alliance : « *Une réponse douce calme la fureur, mais une parole blessante excite la colère...*

8 En particulier, avec la structure numérique de l'hébreu au sein de l'Ancien Testament dont la construction s'avéra pour moi miraculeuse. Cette rencontre s'est ensuite vite cristallisée par l'expérience intense d'une Présence, la foi qui m'est personnelle m'y faisant reconnaître celle du Dieu de la Bible.

9 *Épître de Jacques,* 3,8ss, Traduction Œcuménique de la Bible, Société biblique française, 1988.

L'inquiétude dans le cœur de l'homme l'accable mais une bonne parole le réjouit... Des pommes d'or sur des ciselures d'argent, telle est une parole dite à propos »[10].

Dans le champ du soin, idéalement, l'usage de la parole est à situer dans la direction de la vie, c'est-à-dire principalement ce qui maintient le désir ouvert, autorise la personne à être Sujet, ou encore recouvre ce qui déborde, etc. Mais dans quelle mesure une telle parole dépend de « moi », de mes bonnes intentions, de mes connaissances théoriques, de mon sens clinique ? Dans quelle mesure dépend-elle même de mes désirs inconscients ? Au fond, en suis-je le seul auteur ?

Durant ma carrière hospitalière, j'ai accompagné pendant 7 ans, une femme que, faisant écho à l'expression « mère-courage », je surnommerai « mère-douleur ». Repérée du côté de la psychose quant au diagnostic structurel, elle exposait « [*s*]*a souffrance* » en une parole qu'il lui était difficile, voire impossible de ponctuer. Ayant grandi ses neuf premières années dans une atmosphère de violence et de grande misère sociale, elle en a été ensuite retirée pour être confiée à une famille d'accueil. Au début de notre rencontre, elle me vantait l'éducation donnée par sa *mère nourricière*, son accueillante, éducation qu'elle n'a pas reçue de sa mère biologique, pour finalement se rendre compte, à la lecture de son dossier de la DDISS, de la maltraitance de cette deuxième mère. C'est dans le contexte d'une mise sous curatelle de sa mère biologique et du placement de cette dernière en maison de retraite qu'elle était allée consulter ce dossier, expliquant : *je refuse de payer pour ma mère*. Elle disait souvent qu'il lui était impossible d'appeler celle-ci « maman ». Elle me parlait aussi beaucoup, comme en boucle, de sa souffrance de voir peu ou pas du tout ses enfants et petits-enfants du fait de ruptures dans leurs relations. Dernièrement, elle est parvenue à m'adresser un courrier jusqu'à ma résidence actuelle dans lequel elle m'écrit combien une parole que je lui avais adressée « *une mère, c'est une mère* » aura fait sens pour elle. Cette parole circulaire aura

10 *Livre des Proverbes,* 15,1 ; 12,25 ; 25,11, Version Louis Second révisée, dite à la Colombe, 1978.

a priori fait son office de participer à contenir une douleur morale sans répit. Comment le peut-elle ? Pour une part, c'est une parole qui la rencontre dans ce qui structure sa personne, dans son histoire individuelle et familiale, consciente et inconsciente. C'est aussi une parole qui manifeste ce que je pourrais traduire ainsi « j'entends ce qui vous fait mal ». C'est une parole qui ne peut exister sans s'appuyer sur la dimension du transfert, fondement du soin. Mais fondamentalement, c'est une parole qui rassemble ces effets car elle emprunte à une dimension plus profonde encore.

Dans la Bible hébraïque, le terme le plus usité et traduit par « parole » est *debar* (דבר) qui désigne autant les paroles des hommes que celles de Dieu[11]. Créé à l'image de Dieu, selon sa ressemblance[12], l'homme parle parce que son Créateur parle[13]. Le *Debar Yahweh* (*Parole de l'Éternel*) est adressé à l'homme pour faire alliance avec lui[14], souvent via un individu – Abraham[15], Moïse[16], etc. – mais toujours à l'intention de Son peuple. Il est concrètement transmis au peuple d'Israël par le don de la Loi mosaïque, la *Torah*. Si *torah* (תורה) veut dire « instruction », « directive », ou plus communément « loi », sa racine verbale *yarah* (ירה) signifie « montrer, indiquer (la voie[17]) » tandis que ses trois premières lettres forment le mot

---

11 Pierre Miquel, et *al.*, « Dabar », in *Les Mots-Clés de la Bible*, Paris : Beauchesne, 1996, pp. 75-76.

12 *Genèse*, 1,26s, la Bible.

13 Le Dieu de la Bible a la particularité d'être un Dieu qui parle contrairement aux idoles muettes vers lesquelles les hommes se tournent. Voir, entre autres, dans la Bible la première épître de Paul aux Corinthiens, 12,2 et le Livre d'Ésaïe, 46,6s.

14 G. Ladd, *Théologie du Nouveau Testament*, volume 2, Lausanne : Presses Bibliques Universitaires, 1984, p. 345. De même, le *debar* des hommes est souvent (mais pas seulement) en rapport avec un serment, une alliance, un pacte...

15 « ... *la Parole du Seigneur fut adressée à Abram dans une vision. Il dit : "Ne crains pas, Abram, c'est moi ton bouclier, et ta récompense sera grande"* » (*Genèse*, 15,1, Version Louis Second révisée, dite à la Colombe, 1978).

16 *Livre de l'Exode*, 19,6, la Bible.

17 *Livre des Psaumes*, 25,8, la Bible.

tuwr (תור) qui veut dire « explorer, rechercher ». Ainsi, elle ouvre le chemin[18], son esprit n'étant pas du côté d'une parole qui enferme dans le suivi aveugle de préceptes étouffants, mais de celui d'une ouverture, d'une libération – certes avec ses exigences. Cet esprit de vie et de liberté, c'est l'Esprit de Dieu qui l'insuffle. Sans lui, le *Debar* serait une Parole morte et qui tue, la lettre sans l'Esprit. Dans la Bible, par Son Esprit, Dieu invite l'homme à écouter Sa voix, tant Il désire la relation avec Sa créature. Le *Debar Yahweh* ne saurait effectivement exister sans le *Qowl Yahweh,* « la voix de l'Éternel[19] ». Utilisé également pour la voix de l'homme et des animaux, *qowl* (קול) désigne le son produit par les cordes vocales, caractérisé toutefois plus par le contenu de ce qui est dit (joie, plainte, colère, etc.) que sa qualité[20]. Il contient la notion d'une intention. C'est par la voix que j'émets ce que je désire profondément, jusqu'à parfois me trahir lorsque mes paroles ne correspondent pas à la réalité de mon intention, consciente et inconsciente. À cet égard, nous savons bien comment l'énonciation est précieuse et « plus » révélatrice que l'énoncé. Nous savons aussi la sensibilité à l'énonciation qu'une personne en proie à la psychose peut manifester.

Qol Yahweh, c'est la manifestation de l'Esprit de Dieu, qui se fait entendre au cœur de sa Parole[21], appelant l'homme à la réconciliation avec Dieu, car en dehors de cette relation, selon la révélation biblique, c'est la mort qui l'attend. L'intention de Dieu est une intention de vie, d'arrachement à la mort : Il veut sauver. Plus qu'un simple sauvetage, il s'agit là d'une action d'une portée beaucoup plus large, éternelle, qui consiste en ce que l'homme retrouve ce qu'il est profondément, une créature

18 *Livre des Proverbes,* 12,26, la Bible.

19 *Genèse,* 3,18 ; 22,18, etc., tout au long de la Bible. Voir aussi l'*Évangile de Jean,* 10,1-18.

20 Article « Voix », in *Nouveau Dictionnaire Biblique Illustré*, Saint-Légier : Éditions Emmaüs, 1992, p. 1331.

21 Dans le *Livre de L'Exode*, au chapitre 20, l'Éternel se manifeste par le son du tonnerre, autre traduction de *qowl* et expression de Sa voix, ainsi que par des flammes. Cet épisode rappelle celui de la Pentecôte en *Actes* 2 où le Saint-Esprit se révèle par des « langues comme de feu », γλοσσαι ωσει πυρος.

faite pour la Vie. La Parole vivante de Dieu vient ainsi toucher l'être qui l'accueille au plus profond de ce qu'il est. Essentiellement structurante, elle agence l'homme, tant socialement qu'individuellement[22], parce qu'elle règle tout en laissant une liberté à l'être. C'est alors sur ce modèle que s'appuiera toute parole humaine qui « vivifie », tout en n'en étant qu'un pâle reflet déformé.

Je me souviens ici de Caroline, une jeune femme de 24 ans, qui consulte quelques mois avant mon départ. Dernière de sa fratrie, sa naissance a été précédée d'un avortement qui a profondément culpabilisé sa mère. Elle apprendra plus tard qu'un prêtre a déclaré à sa mère que sa naissance rachetait cet avortement. Caroline décrit une adolescence où elle multiplie les partenaires amoureux, alors que sa mère lui interdit toute rencontre. À 18 ans, elle déclenche un délire où elle dit être la Vierge Marie. Je la reçois quelques années après au terme d'un parcours chaotique, qu'elle est parvenue à réguler tant bien que mal en s'ancrant dans la foi chrétienne. Elle est venue dans la région pour travailler au sein d'une association catholique hébergeant et insérant des handicapés mentaux. Sa mère est décédée depuis 4 ans déjà. Elle est tiraillée entre ce qui la lie à sa famille et sa foi : ses sœurs ne comprennent pas cet aspect de sa vie… Doit-elle donner de ses nouvelles à son père, raciste et dont elle réprouve les valeurs ? ... Y aurait-il intérêt à organiser une thérapie familiale ? ... Au fur et à mesure des séances, elle formule plus précisément ce qui la tourmente à l'occasion d'une rencontre avec un jeune homme dans la même association qui tente de la conquérir, ce qui ne la laisse pas insensible : « *suis-je faite pour me marier ou embrasser les ordres ecclésiastiques ?* » énonce-t-elle, tout en exprimant sa crainte d'être enfermée dans l'un ou l'autre de ces choix. Elle caresse en même temps l'idée d'un pèlerinage, apparaissant tel un espace entre ces deux pôles, et que je choisirai d'appuyer comme « direction de la cure », comme s'il s'agissait qu'elle puisse prendre le temps de se construire, de s'arrimer à ce qui

22 « *La loi de l'Éternel est parfaite, elle restaure l'âme* », *Psaume 19,8*, Version Louis Second révisée, dite à la Colombe, 1978.

peut la faire consister en tant que sujet, avant de s'engager, peut-être, vers l'un ou l'autre de ces choix. Ce tiraillement est si intense qu'au cours du suivi se profilera le risque d'un effondrement psychique, pour finalement se résorber. Aussi, lorsque je la vois arriver rayonnante à notre dernière séance m'expliquant comment se mettaient en place ses préparatifs de départ et mettant de côté le mariage ainsi que l'engagement ecclésiastique, je lui dis « innocemment », connaissant sa foi : « *Dans un des Évangiles, me semble-t-il, n'y a-t-il pas cette parole du Christ : "Je suis le chemin, la vérité et la vie" ? En particulier, "Je suis le chemin" ?* ». Pour toute réponse, elle m'adresse un large sourire, éclairant encore plus un visage au regard apaisé. Qu'a-t-elle fait de cette parole ? Je ne le sais et ne le saurai probablement jamais... quoique la vie soit tellement pleine de surprises !

Quoi qu'il en soit, voici une parole qui illustre à mon sens cette directivité en même temps que cette ouverture. Elle n'arrive pas là de nulle part. D'une part elle se nourrit de la rencontre de nos pâtes humaines, mais dans une perspective biblique, elle s'enracine dans la Parole vivante de Dieu, au-delà de motivations conscientes et inconscientes.

Cependant les Écritures bibliques, qui s'affirment Parole de Dieu dans leur intégralité, c'est-à-dire de l'Ancien au Nouveau Testament, vont plus loin que définir la Parole comme une simple capacité, humaine comme divine. L'apôtre Jean commence ainsi son Évangile :

> « *Au commencement était le Verbe, et le Verbe était tourné vers Dieu, et le Verbe était Dieu. Il était au commencement tourné vers Dieu. Tout fut par lui, et rien de ce qui fut, ne fut sans lui. En lui était la vie et la vie était la lumière des hommes, et la lumière brille dans les ténèbres, et les ténèbres ne l'ont point comprise* [...]. *Le Verbe était la vraie lumière qui, en venant dans le monde, illumine tout homme.* [...] *à ceux qui l'ont reçu, à ceux qui croient en son nom, il a donné le pouvoir de devenir enfants de Dieu. Ceux-là ne sont pas nés du sang, ni d'un vouloir de chair, ni d'un vouloir d'homme, mais de Dieu. Et le Verbe s'est fait chair*

et il a habité parmi nous et nous avons vu sa gloire, cette gloire que, Fils unique plein de grâce et de vérité, il tient du Père »[23].

Lui-même juif mais s'adressant à un monde dominé par la culture grecque, c'est par le terme *logos* – le Verbe – que Jean rend le *debar* hébraïque. Dans la pensée stoïcienne, qui reprend la philosophie d'Héraclite, le *Logos*, ou Raison, est un Principe impersonnel structurant l'univers. Le juif Philon, contemporain de Jésus-Christ, désireux de préserver ses racines vétéro-testamentaires tout en les associant à sa culture hellénistique, conçoit le *Logos* comme une force intermédiaire reliant un Dieu, totalement transcendant et séparé du monde, aux hommes. Jean embrasse toutes ces conceptions tout en y ajoutant une dimension théologique : en plus d'être tout cela, le *Logos* est défini dans la vision johannique comme étant personnel. Il est la Parole de Dieu incarnée, l'une des trois personnes de la Trinité divine, à savoir Jésus-Christ. Par ce prologue, Jean affirme la préexistence de Jésus, sa divinité, son rôle d'agent dans la création, son incarnation et enfin sa mission de révélation[24].

L'homme tripartite ou le lieu de l'esprit

L'appui sur la révélation biblique conduit à comprendre la parole de l'homme dans une intention de vie comme prenant sa source dans la Parole de Dieu, incarnée il y a 2000 ans dans la personne de Jésus-Christ de Nazareth, Fils de Dieu, Dieu lui-même, mort et ressuscité, et dont le retour est attendu par ceux qui ont choisi de croire en Lui. À mon sens, vous l'aurez compris, nous ne sommes pas seul auteur d'une parole destinée au « bien » de l'autre et qui œuvre effectivement en ce sens-là. J'en suis tout au plus le porte-parole ou l'intermédiaire actif, de

---

23 *Évangile de Jean,* 1,1-5. 9. 12-14, Traduction Œcuménique de la Bible, Société biblique française, 1988.
24 G. Ladd, *Théologie du Nouveau Testament*, volume 2, Lausanne : Presses bibliques universitaires, 1984, pp. 343-350.

même que celui qui reçoit cette parole est acteur indirect de ce que j'émets, puisque ce que je produis est en partie le résultat de mon écoute de sa parole. Soignant et soigné, médecin et patient, psychologue et « consultant », etc., il y a une réalité qui nous dépasse, réalité à laquelle chacun participe comme il peut. Cette réalité, qui pour ma part est celle de Dieu, du domaine spirituel, est de l'ordre de la surprise, de l'imprévisible, de « l'immaîtrisable », mais d'une catégorie encore autre que le psychique (réel, symbolique et imaginaire) et le somatique. La dimension spirituelle est donc ce troisième lieu dans l'homme d'où la parole tire son essence et en interface avec les deux autres dimensions de son être. C'est un lieu autre que celui qui, dans une perspective purement neurophysiologique, nous fera référer la parole à une dimension essentiellement communicationnelle, par des voies mécaniques, articulatoires... ; un lieu autre aussi que celui du psychoaffectif que, par exemple, une visée psychanalytique cette fois, reliera à l'Inconscient, trésor des signifiants[25]. Laisser la place à cette autre dimension amène à regarder l'homme en tant qu'être « tripartite »[26], –

25 Soit dit en passant, il est évidemment bien artificiel de découper les choses comme nous le faisons, et que cela restera incomplet. Voyons ici l'intérêt non seulement d'une tentative de compréhension, mais aussi de l'effort de ne pas confondre des registres, qui, s'ils s'interpénètrent ou se chevauchent, ne fusionnent pas. Le phénomène de la glossolalie, ou parler en langues, qui se pratique dans les milieux chrétiens dits « charismatiques » est une bonne illustration de ces trois registres. Nous pouvons l'envisager sous l'angle essentiellement neurophysiologique comme un assemblage phonémique déterminé par celui qui l'énonce ; nous pouvons le concevoir comme une réminiscence du babillage enfantin, caractérisé par une profonde jubilation ; enfin, nous pouvons prendre le texte biblique tel qu'il est et qui en parle en tant qu'un don de l'Esprit, dont il est question à la Pentecôte (Actes 2,1-13), que l'apôtre Paul définit comme une langue inintelligible à l'oreille humaine, mais exprimant une prière à Dieu. Je me souviens ici d'un pasteur qui racontait que sa glossolalie avait des consonances orientales ; s'adressant à un passant maghrébin, il ose lui parler dans cette langue en lui demandant s'il comprenait ; sans aucune surprise, ce monsieur lui réplique qu'il s'agit d'une prière qu'il lui traduit : « Béni soit le Dieu Très-Haut, etc. ».

26 Et non trinitaire, la Trinité désignant l'unité et l'unicité de Dieu comme trois Personnes, ou hypostases – le Père, le Fils, le Saint-Esprit – en Une.

esprit, âme, et corps – divergeant d'une conception moniste ou encore dualiste[27].

Dans la vision tripartite biblique, Dieu insuffle son Esprit dans le corps de l'homme et fait de lui une âme vivante[28] : l'homme devient ainsi non seulement un corps animé mais aussi

27 La vision moniste introduite au cours du XVIIIe siècle par le philosophe allemand Christian Wolff assimile l'homme à un simple amas de matière dont l'esprit n'est que le prolongement, comme l'exprime Friedrich Engels, cofondateur du marxisme et cité par Werner Gitt (*Merveilles de l'être humain*, Bielefeld : Christilche Literatur-Verbreitung, 1996, p. 91) : « *Le monde matériel, que nous percevons au moyen de nos sens et auquel nous appartenons nous-mêmes est l'unique réalité* [...]. *La matière n'est pas le résultat de l'esprit ; l'esprit n'est au contraire que le produit suprême de la matière* ». Plus tard, au cours du XXe siècle, le neurophysiologiste australien John C. Eccles met en évidence la matière et l'esprit comme deux domaines distincts en différenciant les illusions d'optique des illusions de perception. Une illusion d'optique trompe notre sens visuel entre deux éléments centraux configurés de manière à faire croire qu'il existe une différence morphologique entre les deux, tandis que dans une illusion de perception, c'est bien une seule image qui se forme sur la rétine, mais qui donne lieu à plusieurs interprétations possibles.

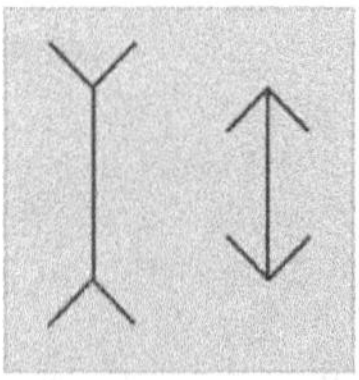

Illusion d'optique

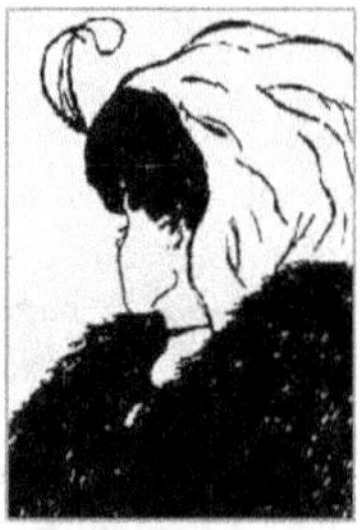

Illusion de perception

Ce dernier cas amène Eccles à distinguer du cerveau une instance immatérielle qu'il appelle « esprit » (ce qui correspond à l'âme dans la conception biblique), qui recouvre la capacité de penser au sens large. Ces deux composantes sont reliées par les sens externes (vue, ouïe, etc.) et les sens internes (sentiments, souvenirs, rêves, imagination...) et échangent des informations, « *l'esprit ayant la liberté d'interpréter diversement une même image* » (*ibid.*, p. 92). Or s'arrêter à une conception dualiste revient à réduire la dimension spirituelle à un fait psychique (Werner Gitt, *Merveilles de l'être humain*, Bielefeld : Christilche Literatur-Verbreitung, 1996, pp. 91-97).

28 *Genèse,* 2,7, *La Bible*. Werner Gitt (*op. cit.*, p. 97) propose l'analogie d'une ampoule, qui serait comme le corps, traversée par un courant électrique qui serait comme l'esprit ; la lumière qui en résulte serait comme l'âme.

un être qui a conscience de lui-même, de son origine et de son devenir, qui aujourd'hui se formule ainsi : « d'où viens-je ? » et « où vais-je ? ». Tandis que l'âme va d'une part désigner la personne humaine entière mais aussi une de ses trois composantes qui lui donne la capacité de penser, l'esprit est le lieu du lien avec Dieu, avec le monde spirituel et avec les semblables humains.

Dans ce lieu de l'esprit intervient, plus que la figure, la *présence* d'un Autre radicalement autre, un Tout Autre, mais qui rejoint l'homme dans son histoire – Il intervient plus ou moins, selon la place que je Lui laisse, jusqu'à accueillir Son Esprit dans la foi en Jésus-Christ. Présence, et non figure, car à n'envisager Dieu que sous l'aspect d'une figure, je demeure du côté de la représentation mentale, d'une construction psychique qui m'est propre, du visage que je Lui prête. Or, ce qui caractérise Jésus-Christ dans les Évangiles, c'est justement qu'il n'y a pas, sauf à m'enfermer dans mes représentations, d'aliénation possible à Sa Personne à partir du moment où je reste dans une position d'ouverture. Cette attitude, Il la permet d'autant plus par la question qu'Il pose, notamment à ses disciples : « *... mais vous, qui dites-vous que je suis ?* ». Et même si Pierre lui répond : « *Tu es le Christ, le Fils du Dieu vivant* »[29] – ce qui dans le contexte historique du Nouveau Testament revient à dire qu'il est Dieu lui-même[30] – et que le reste des disciples et des auteurs du Nouveau Testament lui emboîtent le pas, la question reste ouverte et adressée à tout un chacun. Et c'est heureux car je reste ainsi libre de me prononcer, tout en le laissant libre de me dire qui Il est. C'est ici un fondement de l'amour, non pas au sens compassionnel, sentimental, émotif, mais d'un amour qui laisse libre. Et si cela est encore plus vrai pour Dieu, cela l'est aussi pour toute relation à l'autre, en particulier celui qui est en souffrance et que je peux être si prompt à ranger dans mes catégories.

---

29 *Évangile de Matthieu*, 16,15s.

30 Article « Fils de Dieu », in *Nouveau Dictionnaire Biblique Illustré*, Saint-Légier : Éditions Emmaüs, 1992, p. 491.

Nous voilà au terme d'une tentative de transmission, peut-être approximative voire naïve, d'une pensée embryonnaire autour d'un itinéraire personnel, au lieu d'un carrefour à peine franchi. Appréhender l'homme dans sa dimension spirituelle amène, pour ma part, à poser sur lui un regard, en particulier celui qui souffre psychiquement, avec un respect approfondi. En quoi suis-je face à Dieu dans ma rencontre avec un être apparemment perdu dans les abîmes de sa folie mais créé à l'image de Dieu selon sa ressemblance ? En quoi suis-je face à Celui qui dépasse toutes les étiquettes ? Il y a un service que nous rend le « fou » et qu'exprime bien Monique Durand-Wood :

> *Ces comportements sans entraves, aliénés, défaits des liens, ces gestes apparemment sans cause et sans objet font dans nos ciels moroses des déchirures. Alors, dans une vie de foi ou d'intériorité trop routinière, entre en force une lumière inattendue. Qu'est-ce qui arrive là ? D'où vient ce mouvement qui bouscule mes pensées, mes habitudes, et cette échelle de valeurs que j'avais construite et appuyée solidement au mur de ma raison ?*
>
> […] *pour des chrétiens s'ouvre un regard différent sur la fonction de l'Église, ou plutôt sur le sens de sa présence en ce monde. Il en est de même, probablement, pour des personnes d'autres confessions à l'égard de leurs institutions religieuses. Même non croyantes, mais peu le diront – elles se croient plutôt oubliées de Dieu –, les personnes hospitalisées en psychiatrie secouent les clochers, les dômes des temples, les pointes des minarets. Elles repoussent les murs du dogmatisme ou abattent simplement ceux-ci, non par une volonté hostile ou* […], *mais comme en réponse à un appel missionnaire qui leur serait propre : ouvrir les cœurs et les cerveaux au vent de l'esprit. Laisser souffler celui dont on ne sait d'où il vient ni où il va, et inventer ainsi des religions de plein air !*[31]

---

31 Monique Durand-Wood, *Ajouter foi à la folie : petite théologie pratique de la maladie mentale en pastorale hospitalière*, Paris : Éd. du Cerf, 2009, p. 24.

Cette citation, je ne veux pas la cantonner au domaine du religieux mais vous l'adresser en tant qu'acteurs dans des institutions soignantes, et même au-delà, tant il est vrai que la fièvre « sectarisante » du dogmatisme est terriblement humaine. Alors, sans inquisition mais avec un réel intérêt, je suis convié à voir au-delà de l'apparence de mon prochain, convaincu « *qu'à l'intérieur de l'homme le plus fou se tient encore un homme sensé* »[32], au plus profond de son cœur, siège de son esprit.

Je suis tout aussi convaincu que, croyant ou non, nous demeurons sensibles à cette dimension. Qu'est-ce qui amène à investir le champ du soin si ce n'est la conscience d'une réalité ténébreuse, mortelle, à l'œuvre au travers de la maladie, devant laquelle nous pouvons nous révolter même ? Qu'est-ce qui amène à investir le champ du soin si ce n'est la conscience d'une réalité plus lumineuse, désirante, vivante ? Et même si vous êtes d'accord jusque-là, une question demeure : d'où tenons-nous ces sens ?

---

32 *Ibid.*, p. 36.

AUTRES PUBLICATIONS

de l'Institut de Psychologie et Sociologie Appliquées de l'Université Catholique de l'Ouest - Angers

Cahiers de l'IPSA

N° 1 - *Fonctions du diagnostic dans les pratiques sociales,* J.P. Boutinet (dir.), 1980, 138 p.
N° 2 - *Aspects du diagnostic,* J.P. Boutinet (dir.), 1980, 121 p.
N° 3 - *L'insertion professionnelle des jeunes,* G. Minguet (dir.), 1982, 170 p.
N° 4 - *Pédagogie et thérapie,* J.P. Boutinet (dir.), 1982, 86 p.
N° 5 - *Changements et développement local,* 1982, collectif, 120 p.
N° 6 - *Pratiques de formation,* collectif, 1983, 133 p.
N° 7 - *La création d'entreprise,* A. Daniel, G. Minguet (dir.), 1983, 168 p.
N° 8 - *Sainte-Christine-en-Mauges,* J. Brouard (dir.), 1983, 186 p.
N° 9 - *La naissance, le mariage, la mort en Anjou,* J. Brouard (dir.), GREA, 1984, 158 p.
N° 10 - *L'identité professionnelle de l'infirmière,* J. Bineau (dir.), GRIPI, 1984, 176 p.
N° 11 - *Violence et agressivité,* C. Bourlès (dir.), 1985, 114 p.
N° 12 - *Radiographie des Angevins,* t. I, J. Brouard (dir.), 1988, 190 p.
N° 13 - *Les jeux de simulation, du ludique au pédagogique,* C. Bourlès, 1989, 252 p.
N° 14 - *Radiographie des Angevins,* t. II, J. Brouard (dir.), 1992, 200 p.
N° 15 - *L'amour,* 1994, P. Martin (dir.), 1994, 150 p.
N° 16 - *Le désir,* 1994, A. Mouchès (dir.), 1994, 140 p.
N° 17 - *L'évaluation psychologique,* A. Egido (dir.), 1995, 150 p.
N° 18 - *Les jeux de simulation et les situations d'apprentissage interactives,* C. Bourlès (dir.), 1995, 167 p.

Cahiers publiés aux Éditions L'Harmattan

N° 19 - *Gestion de crise,* M.-T. Neuilly (dir.), 1996, 279 p.
N° 20 - *Amour et création,* P. Martin (dir.), 1998, 242 p.
N° 21 - *De l'illusion psychique aux illusions sociales,* A. Mouchès (dir.), 1999, 188 p.
N° 22 - *Psychologie et justice : des enjeux à construire,* A. Egido et C. Duflot (dir.), 2003, 288 p.
N° 23 - *Du Scribe au poète – l'expérience clinique et l'écriture,* N. Bioret, A.-M. Gardey, P. Martin-Mattera (dir.), 2008, 236 p.

N° 24 – *Désir de soigner ? Application au champ de la santé mentale*, P. Martin-Mattera, C. Combier, A. Delaleu (dir.), 2010, 168 p.

Numéros spéciaux

– *Pratiques du WISCR*, C.N. Cottenceau, 3e édit., 1990.
– *Traitenq, logiciel de traitement d'enquêtes*, L.A. Vallet, 3e édit., 1992.
– *Le jeu du chômage*, C. Bourlès (dir.), 1993.
– *Tchernobyl, 10 ans après*, M.-T. Neuilly (dir.), 1996.
– *L'école, un champ pour des pratiques psychologiques*, I. Grangereau, 1997.
– *La transmission de la clinique à l'université*, n° « 20 ans du C.P.C. », C. Savinaud, Ph. Grosbois (dir.), 2008.

Autres ouvrages récents

Auteurs	Titres
P. Martin-Mattera	*Devenir psychologue. Guide pour les études et la profession*, Éd. Desclée de Brouwer, 2012.
P. Martin-Mattera / Savinaud C. et *alii*,	*Violences et victimation*, Presses Universitaires du Septentrion, 2011.
L. Cocandeau-Bellanger	*Femmes au travail. Comment concilier vie professionnelle et vie familiale*, A. Colin, 2011.
C. Heslon et *alii*,	*Vie plus longue (mode d'emploi) N° de Cultures et sociétés*, Éd. Téraèdre, 2011.
M. Saïet	*Les addictions*, PUF, 2011.
B. Raveleau / F. Ben Hassel (dir.)	*Management humain des organisations*, Éd. L'Harmattan, 2010.
Ly-Thanh-Huê	*Le réveil en tous ses états*, Éd. L'Harmattan, 2010.
J.P. Boutinet	*Grammaires des conduites à projet*, PUF, 2010.
A. Egido et R. Arce, F. Fariña, M. Novo,	*Théorie et méthode de recherche en psychologie sociale*, Éd. L'Harmattan, 2010.
J.P. Boutinet	*L'Abécédaire de la VAE*, Éd. Érès, 2009.
J.P. Boutinet et *alii*	*Où sont passés les adultes ?*, Éd. Téraèdre, 2009.
V. Martin-Lavaud	*Le monstre dans la vie psychique de l'enfant*, Éd. Érès, 2009.

B. Carteron	*Identités culturelles et sentiment d'appartenance en Nouvelle-Calédonie*, Éd. L'Harmattan, 2008.
G. Houdeville	*Le métier de sociologue en France depuis 1945, Renaissance d'une discipline*, PUR, 2008.
P. Martin-Mattera (sous la dir.)	*Initiation à la psychologie : comment devenir psychologue ?*, Éd. Vuibert, 3e éd. revue, 2008.
C. Heslon	*Accompagner le grand âge. Psycho-gérontologie pratique*, Paris, Éd. Dunod, 2008.
M. Saïet	*Femmes et doudou. L'objet de l'endormissement*, PUF, 2008.
C. Heslon	*Petite psychologie de l'anniversaire*, Éd. Dunod, 2007.
J.P. Boutinet, J.Y. Robin et *alii*	*Penser l'accompagnement adulte*, PUF, 2007.
P. Moulévrier	*Contributions à une sociologie des conduites économiques*, Éd. L'Harmattan, 2006.
B. Carteron	*L'engouement associatif pour l'histoire locale. Le cas du Maine-et-Loire*, L'Harmattan, 2005.
P. Martin-Mattera	*Théorie et clinique de la création*, Éd. Anthropos/Économica, 2005.
C. Savinaud	*Fondations subjectives de la Pensée*, Éd. L'Harmattan, 2004.
J.P. Boutinet	*Psychologie des conduites à projet* (4e éd.), PUF, 2004.
J.P. Boutinet	*Anthropologie du projet*, PUF, 2004.
B. Carteron	*Châtelains et paysans de St-Hilaire-de-Loulay*, Éd. Hérault, 2003.
B. Raveleau (sous la dir.)	*L'individu au travail : Antagonismes d'une transformation sociale*, Éd. L'Harmattan, 2003.
A. Morille et P. Martin (dir.)	*Fondations subjectives du temps*, Éd. L'Harmattan, 2002.
P. Moulévrier	*Le mutualisme bancaire. Le Crédit Mutuel de l'Église au marché*, PUR, 2002.
J.P. Boutinet	*Psychologie de la vie adulte* (3e éd.), PUF, 2002.
H. Paillat-Jarousseau	*Une terre pour cultiver et habiter. Anthropologie d'une localité de l'Île de la Réunion*, Éd. L'Harmattan, 2001.

Pour toute information, contactez :

Université Catholique de l'Ouest
IPSA
3, place André Leroy
B.P. 10808
49008 Angers cedex 01

Tél. (Secrétariat IPSA – Accueil) : 02 41 81 66 19

Courriel : ipsa@uco.fr

Site Internet : http://www.uco.fr/ipsa

L'HARMATTAN ITALIE
Via Degli Artisti 15; 10124 Torino

L'HARMATTAN HONGRIE
Könyvesbolt ; Kossuth L. u. 14-16
1053 Budapest

L'HARMATTAN BURKINA FASO
Rue 15.167 Route du Pô Patte d'oie
12 BP 226 Ouagadougou 12
(00226) 76 59 79 86

ESPACE L'HARMATTAN KINSHASA
Faculté des Sciences sociales,
politiques et administratives
Université de Kinshasa
BP243, KIN XI

L'HARMATTAN CONGO
67, av. E. P. Lumumba
Bât. – Congo Pharmacie (Bib. Nat.)
BP2874 Brazzaville
harmattan.congo@yahoo.fr

L'HARMATTAN GUINÉE
Almamya Rue KA 028, en face du restaurant Le Cèdre
OKB agency BP 3470 Conakry
(00224) 60 20 85 08
harmattanguinee@yahoo.fr

L'HARMATTAN CÔTE D'IVOIRE
M. Etien N'dah Ahmon
Résidence Karl / cité des arts
Abidjan-Cocody 03 BP 1588 Abidjan 03
(00225) 05 77 87 31

L'HARMATTAN MAURITANIE
Espace El Kettab du livre francophone
N° 472 avenue du Palais des Congrès
BP 316 Nouakchott
(00222) 63 25 980

L'HARMATTAN CAMEROUN
BP 11486
Face à la SNI, immeuble Don Bosco
Yaoundé
(00237) 99 76 61 66
harmattancam@yahoo.fr

L'HARMATTAN SÉNÉGAL
« Villa Rose », rue de Diourbel X G, Point E
BP 45034 Dakar FANN
(00221) 33 825 98 58 / 77 242 25 08
senharmattan@gmail.com

656280 - Mai 2016
Achevé d'imprimer par

1livre.com
du rêve à la réalité !

www.ingramcontent.com/pod-product-compliance
Lightning Source LLC
LaVergne TN
LVHW021229061026
849535LV00008B/2993
* 9 7 8 2 2 9 6 9 6 4 9 3 8 *